针道
——读中医经典随笔

焦顺发 著

中国中医药出版社
·北京·

图书在版编目（CIP）数据

针道：读中医经典随笔/焦顺发著．—北京：中国中医药出版社，
2015．11（2024.7 重印）
ISBN 978 – 7 – 5132 – 2817 – 6

Ⅰ．①针⋯　Ⅱ．①焦⋯　Ⅲ．①针灸疗法 – 文集　Ⅳ．①R245 – 53

中国版本图书馆 CIP 数据核字（2015）第 257374 号

中 国 中 医 药 出 版 社 出 版
北京经济技术开发区科创十三街 31 号院二区 8 号楼
邮政编码　100176
传真　010 64405721
北京盛通印刷股份有限公司印刷
各地新华书店经销
*
开本 787 × 1092　1/16　印张 11.5　字数 162 千字
2015 年 11 月第 1 版　2024 年 7 月第 3 次印刷
书　号　ISBN 978 – 7 – 5132 – 2817 – 6
*
定价　39.00 元
网址　www.cptcm.com

如有印装质量问题请与本社出版部调换
版权专有　侵权必究
服务热线　010 64405510
购书热线　010 64065415　010 64065413
微信服务号　zgzyycbs
书店网址　csln.net/qksd/
官方微博　http：//e.weibo.com/cptcm
淘宝天猫网址　http：//zgzyycbs.tmall.com

开篇

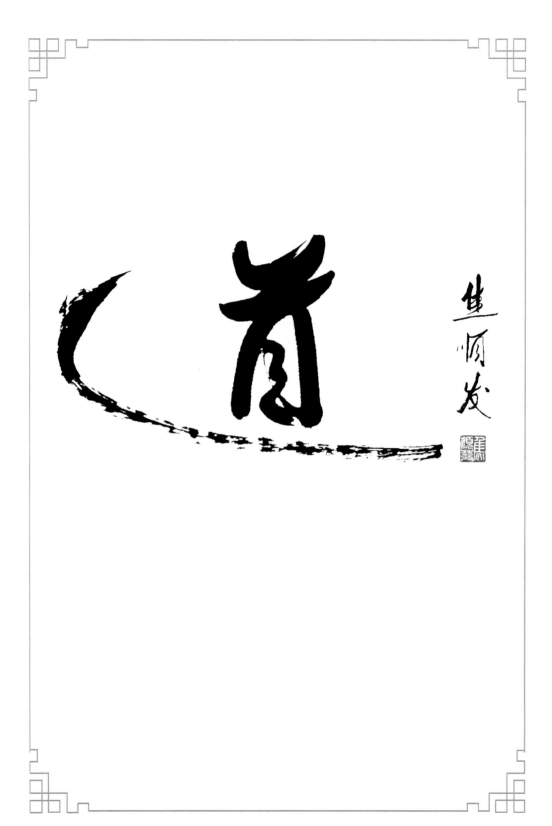

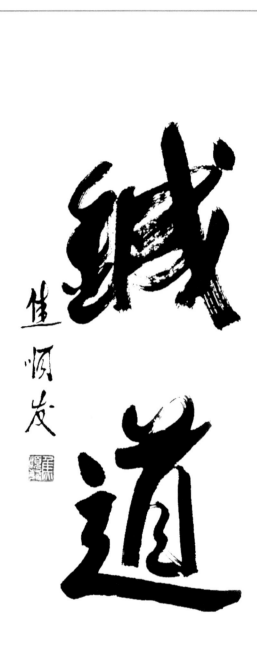

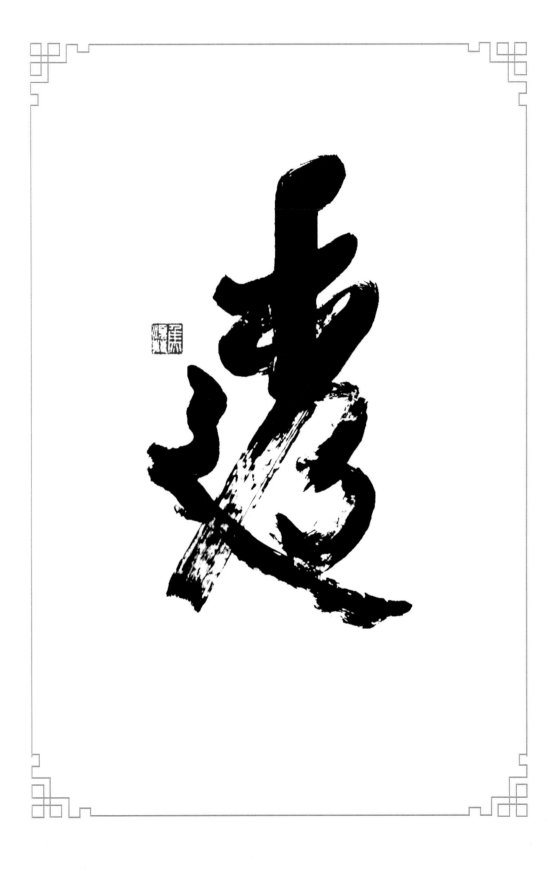

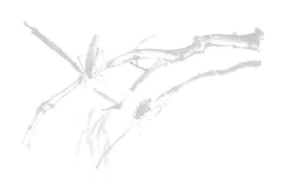

　　中国针刺治病的精髓和真
谛，多浓缩在医学经典中。只
要正确解读原文，定会发现其
中的奥妙。

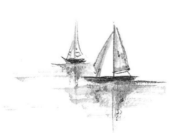

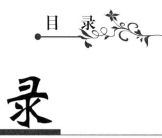

目 录

脉 篇

针 篇

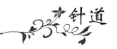

案例分享篇

脉篇

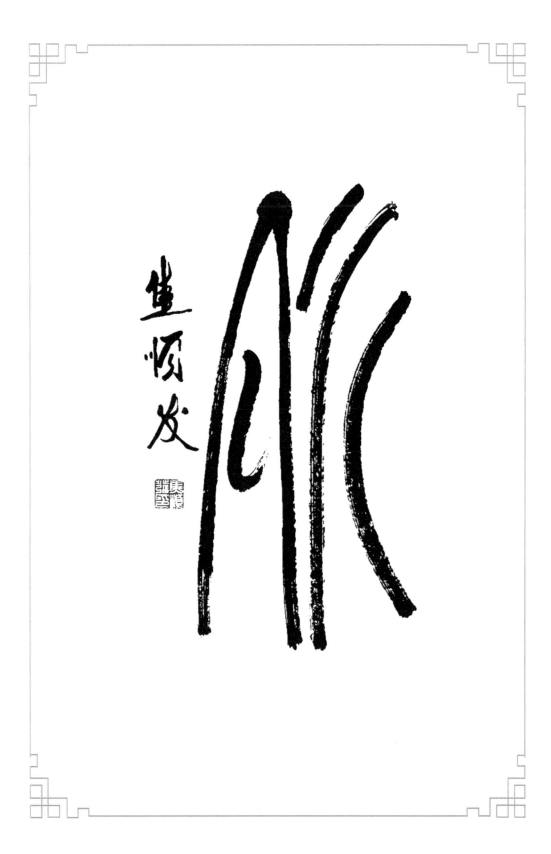

生顺发

　　中国古代医学家对脉研究了五千年，应用了五千年，发明了据脉象诊病法，发现血液循环正常，保障人体健康；心血脉系统损害，引起疾病或死亡。

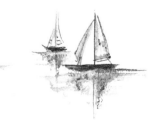

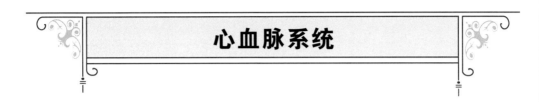

心血脉系统

心血脉系统是由心、血、脉组成。脉分动脉、络脉、毛脉。

中国古代医学家，从脉跳动现象开始探索心、血、脉系统。

早在上古时代，中国古代医学家，就关注人躯肢特定部位的跳动现象。后研究证明，其实是人体的脉在跳动。由此，中医学家就踏上了研究心血脉系统之路。

研究证明，"脉跳动"是人体生命的重要现象。据此中医学家创用了摸脉诊病法。脉动正常为平脉，脉动异常为病脉，脉动严重异常称死脉。《素问·平人气象论》曰："人一呼脉四动以上曰死，脉绝不至曰死，乍疏乍数曰死。"即是佐证。后来，脉诊法在临床广泛应用。《素问·五脏生成》曰："夫脉之小大、滑涩、浮沉，可以指别；五脏之象，可以类推。"即是佐证。

一个简单的脉跳动现象，中国古代医学家就研究的如此透彻、深奥。其实，这就是以脉动为中心来探索、研究心血脉系统。

因脉动不休，特命名为"动脉"。《素问·三部九候论》曰："上部天，两额之动脉；上部地，两颊之动脉；上部人，耳前之动脉。"即是佐证。

更神奇的是中国古代医学家还用眼睛直接观察到人心脏的跳动，还发现心脏跳动异常即患病，严重异常可死亡。《素问·平人气象论》曰："胃之大络，名曰虚里，贯膈络肺，出于左乳下，其动应衣，脉宗气也。盛喘数绝者，则病在中……绝不至曰死。乳之下，其动应衣，宗气泄

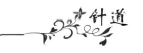

也。"即是佐证。

这段经文很难读，过去的解读偏误很多，使其真意一直尘封在经文中。

"胃之大络，名曰虚里，贯鬲络肺，出于左乳下，其动应衣，脉宗气也"，这段经文中的"左乳下，其动应衣"是医学家用眼睛直接观察到胃之大络在左乳下跳动连带衣服动的实况，其他都是推论的描述。左乳下其动应衣，实为心脏跳动连带衣服动的实况。"盛喘数绝者，则病在中"，即是说病人如果出现喘气明显，而且有数绝者，病就在心。"绝不至曰死"，此处的"绝不至"，实为心跳极度不规律，特别指频发性跳停，病人常常会死亡。"乳之下，其动应衣，宗气泄也"，即是说左乳下其动应衣，平时不常见，只有在宗气泄时才出现。实为患心脏病，在心脏扩大、心功能不全、心尖冲动弥散时易出现的"跳动"。

在数千年后，读这些经文，依然使人激情四溢，感慨万千。每一个字都像盛开的鲜花，仍然色艳味香。细品经文的深意，就会感到似陈年老酒，醇香醉人。"左乳下其动应衣""盛喘数绝者，则病在中""绝不至曰死""乳之下，其动应衣，宗气泄也"，每一个字、每一句经文，都值得回味、深思。特别是对我们研究心血脉系统发展史的人来说，更是如获至宝，非常难得。仿佛历史的金钉牢牢将中国古代医学家发现"心跳动异常即患病，严重异常即死亡"的事实固定在那个古老的年代。

后来，研究又发现了肺、心、肝、脾、肾，简称"五脏"。

大约在先秦之前，发现了"脉为营"。《灵枢·经脉》曰："……脉为营。"即是佐证。

大约在先秦之前，即描述了心血脉系统。《素问·五脏生成》曰："心之合脉也……诸血者皆属于心。"即是佐证。

"心之合脉也"，即是说全身的脉都合于心。"诸血者皆属于心"，即是说全身的血都属于心。

全身的脉都聚合于心，全身的血又属于心的管辖。所以心血脉已成了一个系统。这是医学记述心血脉系统最早的原始记录。

此间，还出现了很多类似的经文。

《素问·阴阳应象论》曰："在体为脉，在脏为心。"经文之意即是说，在体是脉，在脏就变为心了。换句话说，脉和心是一个系统的两个部分。

《素问·宣明五气论》曰："心主脉。"经文之意即是说心是脉的主。

《素问·六节藏象论》曰："心者……其充在血脉。"充字有填满、装满之意。故经文之意即是说心在收缩时，使血充盈在脉（动脉）中。

"心之合脉也""诸血者皆属于心""在体为脉，在脏为心""心主脉""心者……其充在血脉"。每一句经文都有心，证明心是脉的中心。诸血者皆属于心，心者……其充在血脉（动脉），证明血在脉中循环。概括起来讲，即是说血在心血脉系统中循环。

随着研究的深入，发现血液循环的现象就更多了。

《灵枢·动输》曰："气之离脏也，卒然如弓弩之发，如水之下岸，上于鱼以反衰，其余气衰散以逆上，故其行微。"经文之意即是说，心动使血突然离开心脏，冲向动脉，流向远方，逐渐减慢，不断往前流动。

躯肢得到血液供应，即可主动运动。《素问·五脏生成》曰："足受血而能步，掌受血而能握，指受血而能摄。"即是佐证。

然后，血液又回流到心。《灵枢·经脉》曰："心者，脉之合也。"即含此意。

上述经文之意，是血在脉中循行，供给躯肢营养，又回流到心。

大约在先秦前，古代医家对"脉为营"的研究有了重大突破。《灵枢·营气》曰："营气之道，内谷为宝。谷入于胃，乃传之肺，流溢于中，布散于外。"即是佐证。

"营气之道，内谷为宝"，即是说要讲清营气运行的道理，内谷是宝。因为没有谷物变成的营养物质，就无法谈营气运行。"谷入于胃，乃传之肺，流溢于中，布散于外"，这四句经文，有四层意思，结构严谨，表述准确。

"谷入于胃"，是说谷物进入胃，经消化系统消化，变成营养物质，

进入脉中的过程。

"乃传之肺"，是说营养物质随血先传到肺，进行气体交换，携带氧气的过程。

"流溢于中"，即是说血从肺脉流溢于心。

"布散于外"，即是说左心室将血液射向主动脉。

结合现代医学知识讲，营气运行先是食物进入胃，经消化系统消化后变成营养物质，被吸收到血液中。然后经右心室传入肺，又经肺动脉传到肺毛细血管网，以进行气体交换，排放二氧化碳，吸收氧气，变成鲜红色的富氧血液，并流溢于左心房。再由左心室将血射向主动脉和各级动脉，最后传到全身的毛细血管网，供养器官和组织。

另外，《素问·经脉别论》曰："食气入于胃，浊气归心……经气归于肺，肺朝百脉，输精于皮毛。毛脉合精，行气于府。"也是论述"营气"运行的。

"食气入胃"，即是说食物进入胃，经消化系统消化，变成营养物质，进入脉中。

"浊气归心"，即是说全身的静脉血，携带着二氧化碳和其他排泄物质，统统进入右心房、右心室。

"经气归于肺"，即是说流入右心室的静脉血，都流入肺。

"肺朝百脉"，即是说全身的静脉血，经肺动脉流向肺毛细血管网，并交换气体，使二氧化碳排出，由血携带氧气，经肺静脉流入左心房、左心室。

"输精于皮毛"，即是说动脉血将营养物质运送到毛细血管网。

"毛脉合精，行气于府"，即是说毛细血管中的血液富含氧气和营养物质，供给全身各器官和组织。

约在先秦前，古代医家对"脉为营"的认识已经全面、深刻。《灵枢·经脉》曰："谷入于胃，脉道以通，血气乃行。"即是佐证。

"谷入于胃"，即是说婴儿出生后，食物进入胃。

"脉道以通"，即是说血液开始循行。

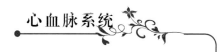

"血气乃行"，即是说血气开始运行。

根据上述经文可知，中国古代医学家已经发现，胎儿在母体内虽然有心跳动，但是没有真正的血液循环，胎儿的营养靠母体的血液循环供给。人体的血液循环，从胎儿出生后才开始的。经文中说是"谷入于胃"后脉道才通的。实为婴儿出生后啼哭时，第一口空气吸入肺内，肺泡张开，血液流入肺，再到毛细血管网，血液携带氧气后，使有氧血液流入左心房，经过左心室，并将血液射向主动脉和各级动脉，最终到毛细血管网，使氧气和营养物质供给全身。"血气乃行"，即是血液携带氧气运行。

由此而知，中国古代医学家所论"脉为营"是胃消化系统、心血脉系统、肺呼吸系统之间严密协调，共同完成的。胃消化系统使食物消化后变成营养物质；心血脉系统是中心，是核心；肺是气体交换、血液携带氧气的部位。所以，三个系统只有结构完整，功能正常，才能完成血液运行。

心血脉系统是个完整的封闭系统，血是保证健康，维持生命的重要物质，只有结构完整，功能正常的人才能健康。如果刺伤严重，可引起死亡。《素问·刺禁论》曰："刺中心，一日死""刺阴股，中大脉，血出不止，死""刺臂太阴脉，出血多立死。"即是佐证。

心病、脑出血常较严重。《灵枢·厥病》曰："真心痛，手足青至节，心痛甚，旦发夕死，夕发旦死。"《素问·六元正纪大论》曰："民病血溢，筋络拘强，关节不利，身重筋痿。"即是佐证。

脉患病常闭塞。《灵枢·刺节真邪》曰："搏于脉中，则为血闭不通。"《灵枢·经脉》曰："手少阴气绝，则脉不通，脉不通则血不流，血不流则髦色不泽。故其面黑如漆柴者，血先死。"皆是佐证。

以上摘录的只是先秦前，中国古代医学家探索、研究心血脉系统经文中的冰山一角，尽管如此，已能证明其研究的深度和广度。

在21世纪科技高度发达的今天，我们作为现代研究心血脉系统发展史的人，重新审视这些发现和记载，就会感到中国古代医学家的智慧和不易。因为在那么古老的时代，能发现人的心血脉系统确实太难了。

下面，我讲讲就明白了。

中国的心血脉系统发现、应用近千年后，才出现了西方医学（现代医学）。

大约在公元前 300 年，希氏文集中即有"动脉"一词。但其代表的不是"动脉"，而是"气管"。因在尸解时，发现动脉内无血液，就误认为是"气管"。

大约在 500 年后，也就是公元 200 年后，古罗马医学家盖伦，将一段动脉的上、下两端结扎，然后剖开这段动脉，其中充满了血液，才证明是血管，而不是气管。

另外，盖伦在动脉上插入一羽毛，这一羽毛随动脉跳动而跳动。然后在近段加压，使动脉跳动停止，此时羽毛也停止跳动。本试验证明了动脉确实是跳动的。

盖伦做了很多研究，不仅发现了动脉是跳动的，而且发现了血管内的血液是流动的。

他认为，肝脏将人体吸收的食物转化为血液，血液由腔静脉进入右心，一部分通过纵中隔的小孔，由右心室进入左心室。心脏舒张时，通过肺静脉将空气从肺吸入左心室，与血液混合。

血液沿着动脉涌向身体各部分，执行生命功能。然后，又退回到左心室，如同涨潮和退潮一样往复运动。

右心室中的血液，则经过静脉涌到身体各部分，并提供营养物质，再退回到右心室，也像潮水一样涌动。

盖伦的血液运动理论是错误的，但是他的学说，一直到 16 世纪以前都被信奉为"圣经"。

后来，西班牙医生塞尔维特（1511—1553 年），经过试验研究发现，血液从右心室经肺动脉进入肺，再由肺静脉返回到左心室。这一发现被称为肺循环（详见《基督教的复兴》一书，1553 年出版）。

哈维（Harcvey，1578—1657 年）是英国的生理学家。他对 40 余种

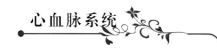

动物进行了活体解剖、结扎、灌注等试验，同时还做了大量的人体尸解。

他发现心脏的两边各分为两个腔，上下腔之间有一个瓣膜相隔，它只允许上腔的血液流到下腔，而不允许倒流。

因此，他认为血液是单方向流动的。

血液从左心室流出，经过主动脉流经全身各处，然后由腔静脉进入右心房，再从右心室进入肺，在肺里变成鲜红的血液后，流回左心房，又再从左心室流入动脉血管，流向全身，最后流到静脉后回到右心房，周而复始循环不停。1628年，哈维出版了《心血运动论》。他提出的血液循环原名是"blood circulation"。这是哈维创造的历史性功绩。恩格斯评价说："哈维由于发现了血液循环，而把生理学确立为科学。"

其实哈维只发现了动脉流向躯肢的远端，静脉使血液回流到心脏，但他推测动、静脉之间还有更小的血管。后来，意大利的马尔比基借助显微镜发现了肺动脉、肺静脉之间的毛细血管网，证明了哈维的推论。所以，真正搞清楚血液循环的是意大利的马尔比基，于1661年，距今仅有354年。

我讲到这个份儿上，大家都会明白了，中国古代医学家，发现心血脉系统真是不易。

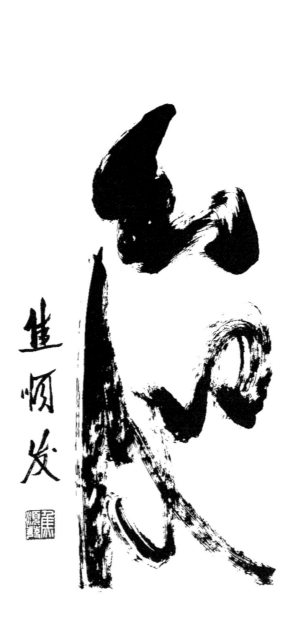

从脉跳动到血气行

中国古代医学家，早在上古时代，就用手指摸出了脉跳动，从此踏上了探索、研究脉跳动之路。

古代医学家已经发现脉跳动是有规律的，而且因健康状况不同而变化。《素问·平人气象论》曰："人一呼脉再动，一吸脉亦再动，呼吸定息脉五动……命曰平人。人一呼脉一动，一吸脉一动，曰少气。人一呼脉三动，一吸脉三动而躁……人一呼脉四动以上曰死，脉绝不至曰死，乍疏乍数曰死。"即是部分佐证。

"人一呼脉再动，一吸脉亦再动，呼吸定息脉五动……命曰平人"，即是说人在呼气时脉动两次，在吸气时脉动两次，每一次呼吸脉动五次，这是正常人。

以每分钟呼吸次数计算正常脉动次数为例。如果每分钟呼吸 12 次，脉即跳动 60 次；呼吸 14 次，脉即跳动 70 次；呼吸 16 次，脉即跳动 80 次；呼吸 18 次，脉即跳动 90 次；呼吸 20 次，脉即跳动 100 次。如果人每分钟呼吸 12~20 次，脉跳动即是 60~100 次。这就是正常人的呼吸次数和脉跳动的次数。

"人一呼脉一动，一吸脉一动，曰少气"，即是说每次呼吸脉跳动三次，就是少气。

以每次呼吸脉动 3 次为例。每分钟呼吸 12 次，脉动 36 次；呼吸 14 次，脉动 42 次；呼吸 16 次，脉动 48 次；呼吸 18 次，脉动 54 次；呼吸 20 次，脉动 60 次。由此而知，脉跳动每分钟在 60 次以下者，为跳动

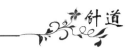

减慢。

"人一呼脉三动，一吸脉三动而躁"，即是说每次呼吸脉动 7 次为躁。

以此为例，则每分钟呼吸 12 次，脉动 84 次；呼吸 14 次，脉动 98 次；呼吸 16 次，脉动 112 次；呼吸 18 次，脉动 126 次；呼吸 20 次，脉动 140 次。每分钟呼吸 12 ~ 20 次，脉动即是 84 ~ 140 次，这就是脉动急。

"人一呼脉四动以上曰死"，即是说每次呼吸脉动在 9 次以上常可引起死亡。

以此为例，则每分钟呼吸 12 次，脉动 108 次；呼吸 14 次，脉动 126 次；呼吸 16 次，脉动 144 次；呼吸 18 次，脉动 162 次；呼吸 20 次，脉动 180 次。每分钟呼吸按 12 ~ 20 次计算，脉动即是 108 ~ 180 次。常可引起死亡。

"脉绝不至曰死，乍疏乍数曰死"，即是说脉频发性突然停跳、或忽快忽慢者，常常会死亡。

因脉独动不休，特命名为动脉。《素问·三部九候论》曰："上部天，两额之动脉；上部地，两颊之动脉；上部人，耳前之动脉。"即是部分佐证。

因脉跳动是生命的重要现象，据此能判断出人的健康、患病和死亡，古人因此创用了摸脉诊病法。这是世界最早、最科学的诊病方法，也是中医最主要的诊病方法。《素问·五脏生成》曰："夫脉之小大、滑涩、浮沉，可以指别，五脏之象，可以类推。"即是佐证。

中国古代医学家，不仅应用脉跳动的规律诊断疾病，而且还进行了广泛、深入地研究，并取得了巨大成就。

大约在先秦前，古人发现了肺、心、肝、脾、肾，简称五脏。与此同时，还发现脉跳动是为了供给全身营养。《灵枢·经脉》曰："脉为营。"即是佐证。

大约在先秦前，古人就发现了"心血脉系统和呼吸系统"。《素问·五脏生成》曰："心之合脉也""诸血者皆属于心""诸气者皆属于肺。"即是佐证。

有关心血脉系统，相关论述还有很多。《素问·阴阳应象论》曰："在体为脉，在脏为心。"经文之意即是说在体是脉，在脏就变为心了。换句话说，脉和心是一个系统的两个部分。

《素问·宣明五气论》曰："心主脉。"经文之意即是说心是脉的主。也就是说心主导血脉系统。

《素问·六节藏象论》曰："心者……其充在血脉。"充字有填满、装满之意。故经文之意即是说心在收缩时，使血充盈在动脉之中。

《灵枢·动输》曰："气之离脏也，卒然如弓弩之发，如水之下岸，上于鱼以反衰，其余气衰散以逆上，故其行微。"经文之意即是说，心动使血突然离开心脏，冲向动脉流向远方，逐渐减慢，不断往前流动。

肢体得到血液供给，即可主动运动。《素问·五脏生成》曰："足受血而能步，掌受血而能握，指受血而能摄。"即是佐证。

血液还可回流到心脏。《灵枢·经脉》曰："心者，脉之合也。"就含此意。

大约在先秦前，古代医家对"脉为营"的研究有了重大突破。《灵枢·营气》曰："谷入于胃，乃传之肺，流溢于中，布散于外。"即是佐证。

"谷之于胃"，即是说谷物进入胃，经消化系统消化，变成营养物质，进入脉中的过程。

"乃传之肺"，即是说血先传到肺，再到肺毛细血管网，进行气体交换，携带氧气的过程。

"流溢于中"，即是说从肺脉流溢于心。因心在肺之中，所以从肺脉流溢于中，即流溢于心。

"布散于外"，即是说左心室将血液射向主动脉。

另外，《素问·经脉别论》曰："经气归于肺，肺朝百脉，输精于皮毛。"也是论述"营气"运行的。

"经气归于肺"，即是说流入右心室的静脉血，都将流入肺。

"肺朝百脉"，即是说全身的静脉血，由肺动脉流向肺毛细血管网，

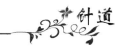

并在肺中交换气体，使二氧化碳排出，血携带氧气后，经肺静脉流入左心房、左心室。

"输精于皮毛"，即是说动脉血将营养物质，运送到毛细血管网，供给全身组织。

大约在先秦前，古人对"脉为营"的认识已经全面、深刻。《灵枢·经脉》曰："谷入于胃，脉道以通，血气乃行。"即是佐证。

"谷入于胃"，即是说婴儿出生后，食物进入胃。

"脉道以通"，即是说血液开始循环。

"血气乃行"，即是说血气开始运行。

上述经文可知，中国古代医学家已经发现，胎儿在母体内虽然有心跳动，但是没有真正的血液循环，胎儿的营养靠母体的血液供应。人体的血液循环，是从胎儿出生后才开始的。经文说是"谷入于胃"后脉道才通的。实为婴儿出生后啼哭时，第一口空气吸入肺内，肺泡张开，血液进入肺毛细血管网，携带氧气后，使有氧血液流入左心房，再经左心室，将血液射向主动脉和各级动脉，最后传到毛细血管网，使氧气和营养物质供给全身。

"血气乃行"，亦可理解为血液携带氧气前行。

由此而知，中国古代医学家所论"脉为营"，是胃消化系统、心血脉系统和呼吸系统共同完成的。胃消化系统使食物转化为营养物质；心血脉系统是中心，是核心；肺是血液携带氧气的部位。所以三者只有结构完整，功能正常，严密协调，才能完成血液运行。

"血气乃行"用的非常绝妙！

读《素问·五脏生成》篇随笔

《素问·五脏生成》是古篇，更是大篇。主要论述了当时观点截然不同的"五合"和"五属"。文章详细描述了"五合"和"五属"的原文和派生出的相关内容。只有描述，没有讨论、分析和结论。

"五合"，即"心之合脉也，肺之合皮也，肝之合筋也，脾之合肉也，肾之合骨也"。

"五合"主要论述心、肺、肝、脾、肾与躯肢的脉、皮、筋、肉、骨相合，使躯肢五种组织分别与五脏相合。

合字有闭、对拢、聚、集等意。所以，"心之合脉也"，即是全身的脉都合围成心，或者说是全身的脉都聚集于心。其他之合，依此类推。

"五属"，即"诸脉者皆属于目，诸髓者皆属于脑，诸筋者皆属于节，诸血者皆属于心，诸气者皆属于肺"。

"五属"突破了"五脏"与躯肢五种组织相合之关系，特立脉、髓、筋、血、气，分别属目、脑、节、心、肺。

属字有归属、管辖之意。"诸血者皆属于心"，即是说全身的血，皆属心管辖。"诸髓者皆属于脑"，即是说脊髓的诸节段，皆属于脑的管辖。"诸筋者皆属于节"，即是说位于躯肢的筋，皆属于节的管辖。"诸气者皆属于肺"，即是说人体呼吸之气，皆属于肺的管辖。"诸脉者皆属于目"，即是说全身的脉，皆属于目的管辖。

古人对"五合"和"五属"派生出的相关内容，也进行了描述。

《素问·五脏生成》问世后，"五合"之说发展、演变较快，在《素

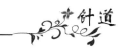

问》中即出现多篇与"五合"相关的论述。如《素问·宣明五气》曰："心主脉、肺主皮、肝主筋、脾主肉、肾主骨。"主有主人之意。所以，"心主脉"即是说心是脉的主。其他所主，以此类推。《素问·阴阳应象大论》曰："在体为筋，在脏为肝……在体为脉，在脏为心……在体为肉，在脏为脾……在体为皮毛，在脏为肺……在体为骨，在脏为肾……"

"在"字有存在之意。"为"字有是和变为之意。"在体为脉，在脏为心"，即是说在体是脉，在脏则变为心。或者说在体的脉和在脏的心，是一个整体的两个部分。

《素问·六节藏象论》曰："心者……其充在血脉。肺者……其充在皮。肾者……其充在骨。肝者……其充在筋。脾胃大肠小肠三焦膀胱……其充在肌"。

充有填满、装满之意。"心者……其充在血脉"，即是说心能使血脉填满（装满）。其他之充，依此类推。

《素问·平人气象论》曰："肝藏筋膜之气……心藏血脉之气……脾藏肌肉之气……肾藏骨髓之气……藏真高于肺，以行荣卫阴阳也。""藏"字有收存、储放等意。"心藏血脉之气"，即是心收存血脉之气。

与"五合"相反，"五属"之说不太活跃。形成此状，有诸多原因，其中与对"诸筋者皆属于节"的解读偏误有关。

直到当代，"五脏"与躯肢五种组织的特殊关系，仍然视为《黄帝内经》的真传，并在临床中应用。

当我打开电脑查阅相关内容时，即出现《黄帝内经》记载："肝主筋、肾主骨、脾主肉、心主脉、肺主皮毛。"多么精辟。只要是筋的问题，治肝没错。只要是骨的问题，治肾没错。只要是肌肉的问题，治脾胃没错。只要是血脉的问题，治心没错。只要是皮肤病毛发的问题，治肺没错。电脑上一幕幕显示的类似内容太多了，这些使我思绪万千，促使我再次翻开《素问·五脏生成》。

发现该篇文章很特别，仅收录了"五合"和"五属"两篇文章，只有前后排序，说完了事。看似很平常，并无特别之处。实际是精心安排，特意收录"五合"和"五属"两篇文章，并进行特殊编排，使读者便于对比、分析和选用。

开篇，即是"心之合脉也"。之后，一直讲完"五合"的相关内容。

然后，开始讲"五属"。第一句即是"诸脉者，皆属于目"。其意是全身的脉都属于目。这样的安排其目的是要对比两者。既然"心之合脉也"是全身的脉都合于心，全身的脉就不应该属于目，属于心才对。如此安排，既不显山露水，又能强烈对比，真妙！

论述"五合"和"五属"，只是摆事实，进行对比，将对错留给后人讲。由此而知，《素问·五脏生成》的作者早就看出了其中的端倪，只是没有明说而已。

我不仅知道了作者的意图，更看透了其中的玄妙！现在就说说我的看法。

一、先说"心之合脉也"。

该句经文，结构简单，表述准确。其实告知世人，全身的脉都合于心。为什么要这样讲呢？因为医学家对人的尸解研究发现全身的脉都合于心，故成文。

"心之合脉也"的出现，是惊天动地的大发现。因在先秦前，中国古代医学家发现了肺、心、肝、脾、肾，在躯肢有骨、脉、筋、肉、皮。"心之合脉也"，首次将心与脉连接在一起，使人的心－脉系统有了雏形。

"心之合脉也"是化石，是里程碑，更是历史的金钉，牢牢将心与脉的连接，定格在那一个辉煌的时代。

中国古代医学家早在上古时代就发现了人的脉独动不休，后来研究证明脉动现象是人生命的重要现象，据此发明了摸脉诊病法。在此基础上，医学家开展了全方位、多角度的脉动现象研究。"心之合脉也"，证明全身的脉都合于心，也说明人的脉动即源于心动。因为全身的脉都合于心，当然人的脉动源于心了。

另在"五属"段还描述了"足受血而能步，掌受血而能握，指受血而能摄"。经文之意是血在脉中流动，供养全身，肢体获得血液后，才能

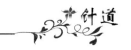

主动运动。

"夫脉之小大、滑涩、浮沉，可以指别，五脏之象，可以类推。"经文之意即是脉的小大、频率、节律、形状，均可用手指分辨清楚，并据此推断五脏之象。

这两段经文，从一个侧面印证了我的观点。

二、"诸气者皆属于肺"与"肺之合皮也"相比，前者对，后者错。

因为"诸气者皆属于肺"即是呼吸之气，皆属于肺。这个道理谁都明白，因为每个人的呼吸随时都可证明。相反，"肺之合皮也"证据就很难找到。若要坚持"肺之合皮也"，就会远离"诸气者皆属于肺"。如果一个人的呼吸与肺没有关系，那还能活吗。

三、"诸筋者皆属于节"与"肝之合筋也"相比，前者对，后者错。

在"五属"中，没有肝与躯肢五种组织相属关系。证明"五属"的作者，不同意肝与躯肢五种组织相属。相反，通过尸解研究，发现位于躯肢的"筋"，皆属于节。特成"诸筋者皆属于节"。遗憾的是，后来对"筋"和"节"字解读有误，使其沉迷在错解之中。王冰注解："筋气之坚结者，皆络于骨节之间也。"影响较大。

我的研究证明，位于躯肢的"筋"指神经，而不是肌腱、韧带。"节"是位于脊髓旁的神经根细丝，而不是关节。"诸筋者皆属于节"，即是位于躯肢的神经，皆属于脊髓旁的神经根细丝。

四、"五合"中的"心之合脉也"，是医学家对人体尸解研究发现全身的脉都聚合于心，特成"心之合脉也"。故其是正确的。

这个成果首次将人的心与全身的脉合在一起，使心和脉成为系统。这是中医学的一件大喜事。后来，不知有多少人重复验证，更不知道有多少医学家心喜若狂。医学家在极度兴奋的状态下，有人想，既然全身的脉都合于心，位于躯肢的筋、肉、皮、骨，是否也与肝、脾、肺、肾相合呢？从此开始了相互对接的研究。最后，即出现了"肺之合皮也""肝之合筋也""脾之合肉也""肾之合骨也"。这时五脏和位于躯肢的五种组织全合起来了，简称"五合"。

"心之合脉也"的出现，是医学家认识心与脉的关系向前迈进了一大步，也可以说是石破天惊的大发现。然而"五合"的出现，是医学家认识的一大欠妥。古代医学家这样相合，情有可原，因为在那么古老的年代，医学家对人体的结构和功能还知之甚少。而在几千年后的今天，现代医学家不仅知道了细胞内 DAN 是遗传基因，而且据此克隆出物种。此时还说："肝之合筋也""脾之合眼也""肺之合皮也""肾之合骨也"。现代的医学家肯定听不懂古人在说什么，我看还是坦然面对吧！

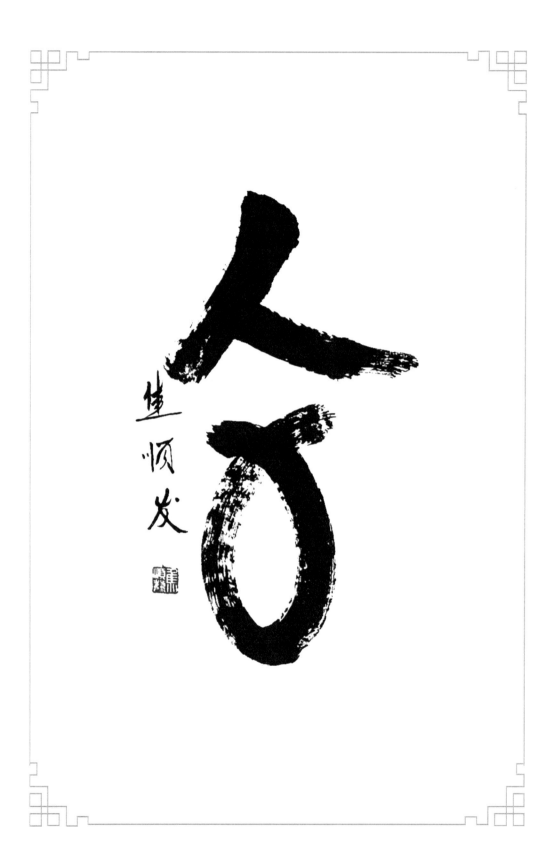

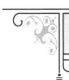

读《灵枢·营气》篇随笔

《灵枢·营气》篇比较深奥，认真读，可能会发现其中的玄妙。

《灵枢·营气》篇是收集不同时期的三段经文而成篇。

第一段是："营气之道，内谷为宝。谷入于胃，乃传之肺，流溢于中，布散于外。"

第二段是："精专者行于经隧，常营毋已，终而复始，是谓天地之纪。"

当我第一眼看到这些经文时就激动万分，因其似盛开的鲜花，依然色艳味香，令我陶醉。

这两段经文出于何时，无据可考。在那个古老的时段，西方医学还未形成。大约在公元前 300 年，"希氏文集"中才出现了"动脉"一词。因在尸解时，动脉内无血液，就误认为其是气管，所以"动脉"就代表"气管"。此时，人们还不知道脉在跳动。

在公元 200 年之后，盖伦在动脉上插入一羽毛，此羽毛随动脉跳动而搏动，然后在其近段加压控制血流，待动脉停止跳动时，羽毛也停止搏动。该试验证明了脉是跳动的。那时，盖伦已经知道了心能排出血液供养全身，但不知道血液循环。他的学术思想大约持续了 1500 年，直到 1628 年，英国医学家哈维经过试验，结合推论提出了血液循环。

后来，意大利马尔比基借助显微镜发现了肺动脉、肺静脉之间的毛细血管网，才证明了哈维的推论正确，肯定了血液是循环的。由此而知，现代医学最后证明血液循环仅是 353 年之前的事情。而中国古代医学家，

早在先秦前就论述了"营气"运行。

"营气之道，内谷为宝"，即是说只有谷物经过消化，才能变成营养物质，特称其为宝。

"谷入于胃"，指的是谷物进入胃，经消化系统消化，变成营养物质，进入脉中的过程。

"乃传之肺"，指的是血先传到肺，进行气体交换，携带氧气的过程。

"流溢于中"，即指从肺脉流溢于心。因心在肺之中，所以从肺脉流溢于中，就是流溢于心。

"布散于外"，即是心布散到脉（动脉）。

"常营毋已，终而复始"，即是常营不息，周而复始。

"是谓天地之纪"，即是说这就是天下最大的规律。

更确切地讲，即营气运行先是谷物进入胃，经消化系统消化后变成营养物质，被吸收到血液中，再经右心室传入肺，又经肺动脉到肺毛细血管网，进行气体交换，排放二氧化碳，吸收氧气，变成鲜红的富氧血液，然后流溢于左心房，再由左心室将血射向各级动脉，最后到全身毛细血管网以供养全身。常营不息，周而复始，即是营气运行的最大的规律。

以上是我解读经文与现代医学知识相结合来细说经文，目的是想让医道同仁深刻理解经文的确切含义和营气的具体运行。这个太难了，看到的经文，就像出土的化石，解读、细说就像据化石复原物种，非常之难。

我这样讲不仅是要说清经文的深刻含义，更重要的是要向世人宣告，中国古代医学家，早在先秦前，发现的"营气"运行。

"谷入于胃，乃传之肺，流溢于中，布散于外……常营毋已，终而复始，是谓天地之纪。"这是先秦前，在西方医学出现前的一千多年，中国古代医学家的杰作。文字精练，结构严谨，表述准确。仅仅30个普通的字，就将"营气"运行描述得出神入化，真是妙笔生辉。由此可见，中国古代的医学家，不仅是科学家，而且还是文学家。可敬！可贺！

之后的经义，皆属第三段。该段经文粗看讲的具体实在，但谁都说不清，更没有人会使用。因为在人体就根本没有这种供养方式。如果要坚持这种供养方式，中医就不用治病了，哪还会有病人。

遗憾的是此段经文的白话，依然影响着中国当代针灸学。要我说，还是坦然面对。

尽管如此，我还是认为《灵枢·营气》篇功不可没。如果不是《灵枢·营气》篇收录"营气之道，内谷为宝。谷入于胃，乃传之肺，流溢于中，布散于外……"该段经文就会遗失。

我现在解读、细说，使其恢复本来面貌，依然像活化石一样，有力地证明了中医古代对"营气"运行的观察和描述。

读"肺朝百脉"之悟

《素问·经脉别论》曰："肺朝百脉。"读后颇有感悟，随笔述后。

"肺朝百脉"出现的确切年代不详。一直以来，古代医学家将"肺朝百脉"译为肺与很多脉有关。我认为这种译法，仅是对"肺朝百脉"的一般处理，其深刻含义没有译出来。

因为"朝"字有面对之意，"百"字有众多、所有之意。据字意应译成肺面对全身所有的脉，或者说肺朝向全身所有的脉。

我这样解读是对还是错，要用证据说话。

在几千年后的今天，有什么证据能证明肺是朝向全身所有的脉呢？

从现代医学的血液循环说起，最容易说透"肺朝百脉"。

人体的静脉血先回流到右心房，然后从右心室进入肺动脉，再从肺动脉进入肺毛细血管，并交换气体，使血液变成鲜红色（携带氧气），又经肺静脉流入左心房，之后流入左心室将血液射向主动脉，再分散到各级动脉和毛细血管，以供给营养物质。

知道这些后，从肺的角度看，就明白肺朝百脉了。

因为人体的静脉回流到右心房，再从右心室进入肺，肺当然朝向右心室、右心房及全身静脉了。

经肺静脉流入左心房，进入左心室，将血液射向主动脉，又分散到各级动脉。肺当然朝向左心房、左心室、主动脉、各级动脉了。不管是全身的静脉血经过右心房、右心室流向肺，还是全身的动脉血，从肺流出，经过左心房、左心室、主动脉、各级动脉流向全身。对肺来说，全身的脉都面对着它，也就是说肺朝向着所有的脉。这就是"肺朝百脉"的确切含义。

我之所以这样解读，《素问·经脉别论》中"肺朝百脉"有前、后的经文可以佐证。

"食气入胃"，即是说食物进入胃，经过消化系统消化，使食物变成营养物质，进入脉中。

"浊气归心"，即是说全身的静脉血，携带着二氧化碳和其他排泄物质，统统进入右心房、右心室。

"经气归于肺"，即是说流入右心室的静脉血，都流入肺。

"肺朝百脉"，即是说全身的静脉血，在肺动脉流向肺毛细血管网，交换气体，使二氧化碳排出，血携带氧气，经肺静脉流入左心房、左心室。

"输精于皮毛"，即是说动脉血将氧气和营养物质，运送到毛细血管网，供给各器官和组织。

读懂"肺朝百脉"，可知中国古代医学家早在几千年前就发现了人体的肺循环和体循环，真是神来之笔。

"朝"字用的绝！

心血脉正常与异常

中国古代医学家，发现了"心－血－脉"系统。其结构和功能正常者，人才能健康；反之，则会生病或死亡。

现在听起来，"心－血－脉"系统是简单的话题。可是在几千年前就不简单了，在那个时代谁也说不清。

中国古代医学家，聪慧过人，决策非凡。早在几千年前即开创了探索人体生命科学的先例。通过尸解、解剖、血液流动等特殊研究，最终发现了人体的"心－血－脉"系统，并已知道该系统是人体的重要组成部分。这一伟大发现开启了人类用科学认识生命的先河，揭示了"心－血－脉"系统与生命的秘密。说到这里使我想起，中国古代医学家的一句经文，"心藏脉，脉藏血，血舍神。"有人会说没有见过这句经文。对，现存的书上确实没有这句经文。原来有，后来在传承的过程中发生了变异，使其消失了。不信，我说说就会明白。现在的书上有"心藏神"，很多医学家认为其是经典，并进行深入研究。其实这是继承中的错句。原本就没有"心藏神"，其是由"心藏脉、脉舍神"演变而来的。而"心藏脉，脉舍神"是《针经》（即《灵枢》）中的记述，且《针经》描述的也不是原文，而是从"心藏脉，脉藏血，血舍神"变异来的。因为"脉舍神"的文句不通，只有"脉藏血，血舍神"才能讲通。

中国古代医学家已发现"心－脉"是一个封闭的系统，经文"在体为脉，在脏为心"即是铁证。心是脉的中心，脉是心的管道，其间有血液流动。"脉起于心中""脉合于心""心者，脉之合也""诸血者，皆属于心"即可佐证。所以我特将其命名为"心－血－脉"系统。这个系统是尸解、解剖所见到的结构。只有心跳正常、脉动正常、血流正常，才能保证身体健康。如此功能，前所未闻，绝妙至极！大家可能听不懂，因在那个时代既没有发明听诊器，又没有发明心电图，怎么能知道心、脉正常，血流正常呢？

大家知道，只有心动才能出现脉动，脉动源于心动。由此而知，中国古代医学家摸脉诊病，就是摸心动诊病。几千年过去了，心脏跳动的频率、节律，心脏收缩的强弱等，都是中国古代医学家通过手指摸脉动而确定的。并且在临床应用了几千年，使"心－血－脉"系统的功能更加精准、全面。

有人会说，你现在说这些话还有什么用？我认为还是有用，因医学是科学，来不得半点虚假，只有用事实说话。

早在 2500 年前，古罗马医学家通过尸解发现，人的动脉是空的，没有血液。误认为动脉是行气的，特称其为"气管"。后来，盖伦认为肝脏使血液流向心脏；心脏收缩使血液排出，心脏舒张使血液又退回到心脏。盖伦的心动力学说，大约延续了 1500 年。后来到 1628 年，哈维发现了"血液在不断地流动，其动力来源于心脏的搏动"。这只是 300 多年前的事情，而中国古代医学家早在几千年前的文献中便记载了古人已发现心脏搏动使血液流动的规律。血液流动正常，才能使人体健康；反之，则可使人患病。如心脏病发生时，心突然剧痛，常可引起死亡。《灵枢·厥病》曰："真心痛，手足青至节，心痛甚，旦发夕死，夕发旦死。"即是佐证。

脑血管破裂病情严重者常可引起死亡，如"脑中风"（脑出血），《灵枢·厥病》曰："真头痛，头痛甚，脑尽痛，手足寒至节，死不治。"皆是佐证。

在针刺时如果刺中大动脉，造成出血过多可引起死亡。《素问·刺禁论》曰："刺臂太阴脉，出血多立死""刺阴股中大脉，血出不止死""刺跗上中大脉，血出不止死。"皆是佐证。

除以上心血脉的结构损害可引起病变外，心动和血液流动障碍皆可引起病变。

心动异常，可引起死亡。心动，现在听起来再简单不过了，在几千年前却非常茫然。中国古代医学家独具慧眼，直接用眼睛观察到了心脏跳动。《素问·平人气象论》曰："左乳下，其动应衣。"即是佐证。另外，还发现心脏异常跳动严重，亦可引起死亡。"绝不至曰死"即是佐证。

心脏正常时，在体表看不见跳动。只有在心脏扩大、心功能不全或心尖冲动弥散时，才能在左乳下看到跳动。左乳下其动应衣，即是说左乳下心跳连带衣服跳动的现象。"绝不至曰死"可能是说频发性心跳异常，即可引起死亡。该经文是几千年前的文献，可能是先秦前或更早时期的科研成果。

局部血管堵塞，不仅可使功能丧失，而且使局部毛色不泽。如果局部皮肤变的黑如漆柴者，即是血液完全不流动了。《灵枢·经脉》曰："手少阴气绝则脉不通；脉不通则血不流；血不流则髦色不泽，故其面黑如漆柴者，血先死。"即是佐证。

讲到这儿，有人会说，从来没有听说过中医还有"心－血－脉"系统。有人会问，既然我们早有"心－血－脉"系统，为什么医史家评价哈维（1628 年）成果时说："血液不断流动，其动力来源于心脏的搏动"呢？这些问题问的好，正因为如此，我才提笔成文，以正视听。

一些年轻的中医师，只学了"候脉"诊病的部分内容，因历史变迁，枝节横生，使中医的"心－血－脉"系统支离破碎，无法读懂相关内容，所以不知道中医有"心－血－脉"系统也是理所当然。关于哈维，我认为他是科学家，我敬仰他。发生这个事情不怪哈维，因他不是中国人，也不懂中国古代医学。假如，哈维看到我写的这篇文章，定会和我有同感。

写这篇文章，是我读经文四十余载，对中国古代医学家发现"心－血－脉"系统的小悟，文中引用的经文均可查对。只要我对经文的解读无误或基本正确，我就敢说，中国古代医学家发现的"心－血－脉"系统，是世界最早的，其结构完整、功能准确，更是前所未闻。

中国古代医学家这么伟大的发现和科研成果，因错解经文，使其尘封在原文之中，令人揪心！

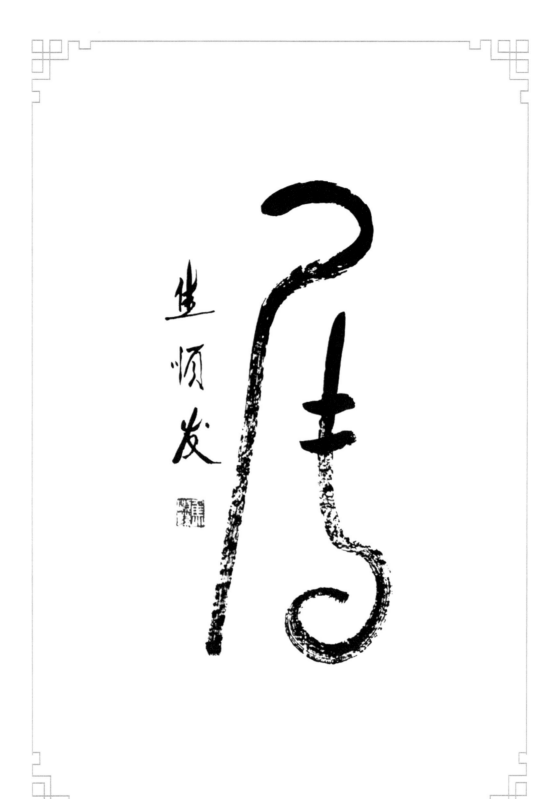

生顺发

读"手少阴气绝"之悟

　　读"手少阴气绝则脉不通，脉不通则血不流，血不流则髦（毛）色不泽，故其面黑如漆柴者，血先死……"之悟。

　　《灵枢·经脉》曰："手少阴气绝则脉不通，脉不通则血不流，血不流则髦色不泽，故其面黑如漆柴者，血先死……"

　　该段经文出于《灵枢·经脉》，源于《针经》，文章何时形成、内容源于何时均无据确考。

　　该段属白话经文，最易读懂。其结构严谨，语句通顺，表述清楚，一目了然。

　　首句的主语是"手少阴"，谓语是"气绝"。全段论述的就是手少阴气绝的原因及临床表现。该段经文一连用了三个"则"字。则字有规则、就是、此则等意。

　　"手少阴气绝则脉不通"，即是说手少阴气绝，就是脉不通。反过来讲就是由于脉不通引起手少阴气绝。这句话的意思已经说清了，后面的内容都是解释"脉不通"。

　　"脉不通则血不流"，即是说因为脉不通了，所以血就不能流动了。

　　"血不流则髦色不泽"，即是说因血不流动了，所以相关区域内的毛色就没有光泽。

　　"故其面黑如漆柴者，血先死"是另一句话。句中的"其"是主语，代表"手少阴"。"面黑如漆柴者，血先死"，即是说如果手少阴表面黑如漆柴时，即是血完全不流动（血先死）。简而言之，该段经文即是说，手少阴因脉不通、血不流，使其表面的毛色无光泽。如果血液完全停止流动，其皮肤表面可变的黑如漆柴。

现代医学知识证明，当躯体的血管堵塞，血液不能流动时，血管支配区域的组织可出现坏死、皮肤发黑，甚至完全坏死。

然而，在先秦前，中国的医学书就记载了这个发现。在那个时期，可以说是石破天惊的伟大发现。世界第一，前所未有。可敬可贺！

遗憾的是后来在传承中，不断变异。如《难经·二十四难》曰："手少阴气绝则脉不通，脉不通则血不流，血不流则色泽去，故面色黑如黧，此血先死。"

《难经·二十四难》将"血不流，则毛色不泽"改成"血不流，则色泽去"；将"故其面黑如漆柴者，血先死"改成"故面色如黑黧，此血先死"。改的核心是去掉"毛"字和"其"字。这样就将两句话说的两个意思，变成了一句话，说成一个意思。这样就将原本描述手少阴气绝，其表面毛色不泽，血完全不流时，皮肤表面变得黑如漆柴；则变成了手少阴气绝，脉不通，则色泽去，血不流则面色黑如黧。由此，使人无法理解，更不知道是什么意思。

到《针灸甲乙经》即改成"血不流则发色不泽，故面色如黧，血先死"（详见《针灸甲乙经》）。文章将"毛色不泽"改成"发色不泽"；将"故其面黑如漆柴者，血先死"改成"故面色如黧，血先死"。

这样一改，将原来的"血不流则毛色不泽，故其面黑如漆柴者，血先死"，就变成了"血不流则发色不泽，故面色如黧，血先死"。

此后，明代马莳在《黄帝内经灵枢注证发微》中将其改为"血不流则毛色不泽，面色如漆柴然……此则血已先死。"详见《黄帝内经灵枢注证发微》。

这样就变成了"血不流则毛色不泽，面色如漆柴然……此则血已先死"。

清代张志聪在《黄帝内经灵枢集注》中又写成"故血脉不流，则毛色不泽，面如漆柴……血先死。"详见《黄帝内经灵枢集注》。

一直到了现代，《黄帝内经灵枢白话解》（王宏图主编，人民卫生出版社）翻译成了"血液不能流行，头发和面色就会没有光泽。所以病人的面色暗黑，就好像烧焦了的木炭一样……"详见《黄帝内经灵枢白话解》。

书上这样写的，中医的老师也是这样讲的。

一次我在一个中医学院考察。说来也巧，当我走到一个教室外面时，突然听见教室里传出"手少阴气绝则脉不通，脉不通则血不流，血不流则病人可出现头发干枯，脸色黑如漆柴……"的声音。"漆柴"就是干柴上涂了一层黑漆。

在吃饭时，校长用手指着我旁边的老师说："你刚才听见讲医古文的就是他。"

我们互相点头示意。接着校长又说："焦老喜欢医古文，请他给你指点指点。"我说："刚才只是路过听了几句，但我觉得言出有源，描述的生动具体……"饭桌上喝酒、闲聊，气氛很融洽。

后来我和那位老师碰杯时，我随便问了一句，"你今天讲的手少阴气绝，病人头发干枯，脸黑如漆柴，究竟是什么样子？你亲眼见过吗？"那位老师很坦然，真诚地说："焦老，凭我的辈分，哪儿还能见到过这么难治的病人。焦老，你肯定见过！"他顺便问了一句。我说："没有，我也从来没有见过。"我们一口就喝完了杯中的酒。

那位老师给我杯子倒满了酒说："焦老，你也没有见过，这种病人就太少见了。"我说："喝了这杯酒，我再细说。"我们的酒杯底儿朝了天，那位老师坐下后，我说："不仅我没有见过，校长也没有见过。"校长点头表示没有见过。稍沉思了一下，我又说："谁也没有见过，因为世界上就没有这种病人。"那位老师、校长，甚至全桌的人都感到惊奇。此时，大家的目光都注视着我。讲课的那位老师站起来说："请焦老指教。"我说："不敢说指教，只能说交流。"我就围绕这个话题，大体讲了讲，当我讲完后，他们才恍然大悟。那位老师感慨地说："今天这顿饭没有白

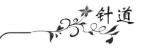

吃，听焦老一席话，胜读十年书，讲得真好，谢谢！"我们又干了一杯。

上述资料可知，经2000多年的传承，使其原意不断变异，最终由"血不流则毛色不泽，故其面黑如漆柴者，血先死"，变成了"血不流则头发、面色没有光泽。若病人面色黯黑，就好像烧焦的木炭一样"。使人费解，更不知道是什么意思。致使经文本意一直尘封在原文之中，严重影响了中国"脉学"的研究及发展。

讨论澄清了事实，恢复了经文的原意，不仅再现了中国古代医学家的辉煌成就，而且还能继续引领中国脉学研究沿着科学道路快速向前，意义重大。

读"绝不至曰死"之悟

《素问·平人气象论》曰："胃之大络，名曰虚里，贯膈络肺，出于左乳下，其动应衣，脉宗气也。盛喘数绝者，则病在中；结而横，有积矣；绝不至曰死。乳之下其动应衣，宗气泄也。"

该段经文论述的是"虚里"。其中"出于左乳下，其动应衣""绝不至曰死"都是古人用眼睛直接看到的现象，并以这类现象为据论述"虚里"。

后来，历代医家传承应用。王冰称"左乳下，其动应衣"为"脉动状"（详见《重广补注黄帝内经素问》）。

大约在 200 年前，医学家对此有新的认识，如"人知其心跳，而不知为虚里之动也"。后在文字转移时，将其变成了"人止知其心跳，而不知为虚里之动也"，使其重陷泥潭。详见《素问释义》（日本·伊泽裳轩著，学苑出版社）。

直到当代，仍视其为"虚里跳动"和"虚里搏动"。详见《黄帝内经素问白话解》（王宏图主编，人民卫生出版社出版）。

我认为该段经文是现象直观和推理判断，是最先观察到"左乳下，其动应衣""绝不至"等现象，然后推理判断形成的经文。"左乳下，其动应衣"，描述得如此准确，如此生动具体。部位就在左乳下，现象即是连带衣服跳动。更令人震撼的是观察到"绝不至"。"绝"即是跳动突然停一下；"不至"即是频频发生。连起来就是频频发生突然停跳现象。

"脉绝不至曰死。"在《素问·平人气象论》中该段经文没有"脉"

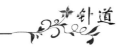

字，仅有"绝不至曰死"。显然不是指手摸的脉绝不至曰死，而特指"左乳下，其动应衣""绝不至曰死"。

从此，中国古代医学家，不仅摸脉能摸出绝不至曰死，而且用眼睛也能看到左乳下动应衣，如出现绝不至也可死亡。

"左乳下，其应动衣"，医学家一直认为是"虚里"之动，我认为是心脏跳动。这应该是古代医学家用眼睛直接观察到心脏跳动的最早记载。

现代医学知识证明，心脏正常跳动在体表是看不见的。只有在患心脏病，当心脏扩大时，常在左乳下能看到心脏跳动。其特征是心尖冲动弥散，如出现频发性心律不齐、期前收缩等，可引起死亡。

上述现象与"左乳下，其动应衣""绝不至曰死"有一致性。据此而知，中国古代医学家在心脏扩大时，用眼睛已观察到左乳下连带衣服跳动的现象，并发现频频发生心律不齐、期前收缩等可使病人死亡。

此种现象不仅是脉动源于心动的物证，而且是在体为脉动，在脏为心动的铁证。

由此，使中国跨入摸脉动知心动的时代，使脉学研究进入更高境界，也给血液循环奠定了基石。

历史天天都在发生，澄清历史也是历史，如此不仅是发现了历史，而且是续写历史的辉煌。

如果能正确认识"左乳下，其动应衣""绝不至曰死"，将会化平常为神奇，使中国的脉学和血液循环系统研究更完善、更先进！

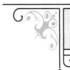

读"在体为脉，在脏为心"之悟

《素问·阴阳应象论》曰："在体为脉，在脏为心。"

后来一直到当代，都译成"在人体为血脉，在五脏中为心"。译文的主要意思基本维持经文原意。

问题是从古至今，对该段经文没有细究，更没有将其本意用在脉学和血液循环研究之中。

"在体为脉，在脏为心"，不管从什么角度讲，都将脉和心紧紧连在一起。

从临床医师摸脉诊病的角度讲，即是"在体为脉动，在脏为心动"。因为摸脉就是摸脉动，由此而知，脉动就是心动。脉不动了即是心脏停止跳动了。

如果这个结论是通过解剖后得知的，那就是通过详细解剖后发现在体表的血脉，都汇聚到了心。由此而知，脉和心是一个整体的不同部位，心是脉的中心。

……

总之，"在体为脉，在脏为心"，好得很。这确实是中国古代医学家的伟大科研成果。

早在先秦前书上记载的这个成果，当属脉与心关系论述最确切的文献，我们应该好好运用，更应该让其发挥得淋漓尽致，促使中国"脉学—血液循环系统"研究沿着科学道路快速向前发展。

读《灵枢·经脉》篇随笔

一、品读第一段

开头就是，"雷公问于黄帝曰：《禁服》之言，凡刺之理，经脉为始，营其所行，知其度量……愿尽闻其道。"文章开局似一问一答，直截了当。其实不然，通篇文章除了对话以外，还收集了很多重要文章和特殊段落。只有认真研究每一段经文，综合判断，才能读出真意。

另外，这段经文的关键词是"经脉"，焦点也是"经脉"。中国当代针灸学用的"经脉"就源于《灵枢·经脉》篇。但中医学家说不清，科学家也找不到。

"营其所行"是"经脉"的功能。中医认为在人体只有"脉"才有"营其所行"的功能。据此推测，"经脉"就是"脉"。这只是据功能推测，单个证据很难令人信服。

"《禁服》之言"证明该段经文来源于《灵枢·禁服》篇。为此，应在《灵枢·禁服》篇找找，也许会发现一些蛛丝马迹。翻开《灵枢·禁服》篇，当我读到"凡刺之理，经脉为始，营其所行，知其度量"，再往后看，即是"泻其血络，血尽不殆矣"。特别是"泻其血络"中的"其"，我反复推敲，确定"其"就代表"经脉"。这时，我才恍然大悟。原来《灵枢·禁服》篇描述的"经脉"就是"脉"。

这仅仅是《灵枢·经脉》的开始，以后怎么样，继续往后看。

黄帝曰："人始生，先成精，精成而脑髓生，骨为干，脉为营，筋为刚，肉为墙，皮肤坚而毛发长，谷入于胃，脉道以通，血气乃行。"

"黄帝曰"是回答"雷公问"。但"黄帝"并没有直接回答雷公的问题，而是说了这一段。这就是文章的开局之妙，作者特意这样安排的。

"黄帝"说的精彩绝伦，妙不可言。不仅有很高的科学价值，而且是《灵枢·经脉》篇的导读、绪论。读不懂这段经文，就读不懂《灵枢·经脉》篇。先说科学价值，这段经文是中国最早研究人体、认识人体的最大科研成果。能读懂这段经文，就知道中国古代医学的先进性和科学性。不信，我说说就明白了。

"人始生，先成精，精成而脑髓生"，这段经文听起来简单，实际学问很深。

因为在几千年前，那么古老的时代，人们还不知道人是从哪儿来的，还不知道精子和卵子结合呢？但中国古代医学家在那时就知道，男人有精子，女人有卵子，男女不性交，永远生不出孩子。"人始生，先成精"仅有六个字，就高度概括了男女性交后，卵子受精是人生成的开始。这种认识到现在也是正确的。

再说"精成而脑髓生"，这句经文更绝。也是六个字，就高度概括了人胚胎早期先发育脊髓和脑的特征。这是了不起的发现，只有认真尸解不同时期的胚胎，详细研究，才能得出如此科学的结论。因为在几千年之后的今天，现代医学证明，妇女受精怀孕后，在第八周神经管、脊髓和脑的胚胎已形成。几乎和中医几千前的结论一样。中国古代医学，真是令人刮目相看！

为什么要说这段呢？其实是要告诉世人，中国古代医学家已经发现了人的脊髓和脑是最核心的器官和组织，一定要特别重视和认真对待。我们一定要牢记这段话。

再说"骨为干，脉为营，筋为刚，肉为墙，皮肤坚而毛发长"，这段经文是说，在人的躯肢主要是骨、脉、筋、肉、皮肤毛发五种组织，而且各有特殊的功能。详细品读更有味道，如"骨为干"，只有三个字，就把人的结构、支架说得清清楚楚。几千年过去了，现代医学还是这个结

论。"脉为营"是说"脉"能营养全身,实际是"脉管"里的血液能营养全身,现代医学也证明了这个论点。"脉为营"太重要了,这是中国医学几千年前的结论。现在怎么样呢?还是这个结论。不过讲得更细、更透彻罢了。

"谷入于胃,脉道以通,血气乃行",这段经文妙不可言。首先,本文论的是"经脉",怎么突然又冒出这么一段经文,令人不可思议。其实,这才是最精彩的一段,我讲一讲就会明白。前边已经说了"脉为营"。而"谷入于胃,脉道以通,血气乃行"就是论述"脉"如何"营"?为什么"营"?

"谷入于胃,脉道以通,血气乃行",简单地说,是孩子出生后,奶水进入胃,脉道才得通,血气开始循行。这样说远远不够,其深层的意思是要论述人的"血液循环"。当时,中国古代医学家已经研究证明,胎儿在胚胎期虽然有心跳动,但是没有真正的血液循环,胎儿的营养靠母体的血液供应。人体的血液循环,是从胎儿出生后才开始的。"谷入于胃,脉道以通,血气乃行"是粗线条的描述。其知道胎儿出生以后,血液才开始循环就非常了不起。查查就会知道,这是世界认识人体血液循环的最早记载。几千年前,中国医学就有这样的水平,真了不得。

因为现代医学发现,胎儿出生后,可能是强光或温度的刺激,在婴儿啼哭时第一口空气吸入肺内时,肺泡张开,肺交换氧气,使有氧血液进入心脏,流到全身,供给营养。

黄帝说的这段经文,虽然是不同时代的经文拼接而成,但其分别代表当时最先进的科研成果。中医曾以此为中心,开展了深入、持久的研究,并获得了巨大的科研成果。现简述于后:

1. 对五种组织患病的研究

《灵枢·刺节真邪》曰:"内抟于骨,则为骨痹。抟于筋,则为筋挛。抟于脉中,则为血闭不通,则为痈。抟于肉……抟于皮肤之间……"

2. 针刺五种组织治病

《素问·针解》曰:"一针皮,二针肉,三针脉,四针筋,五针骨。"

3. 针刺五种组织疗效观察

《素问·长刺节论》曰："病在筋，筋挛节痛，不可以行，名曰筋痹，刺筋上为故，刺分肉间，不可中骨也，病起筋炅，病已止。病在肌肤，肌肤尽痛，名曰肌痹……病在骨，骨重不可举……病在诸阳脉……"

以上虽为例举，但足以证明当时医家研究五种组织疾病的深度和广度。从此，也开启了研究"脉"的新时代。之后，古代医家又对"脉"进行了全方位、多角度得研究，并取得巨大成就。

限于篇幅，我只举例说明。

《素问·阴阳应象大论》曰："在体为脉，在脏为心。"这句经文，在此已经 2000 多年，我现将其挖掘出来，进行论述。

"在体为脉，在脏为心"，单独看，不是深奥的文言文，没有之、乎、者、也，只是八个普通的字构成的白话文。但这八个字的构成很了不得，其是医学家经过尸解认真研究后，发现人体的脉都汇聚于心，心和脉同属一种组织，由此总结的科研成果。文字简练，表述准确。真然于脑，流淌于笔。其不仅证明了，中国古代医学已经发现了"在体为脉，在脏为心"，而且证明是中国发现心与脉的关系的最早文献记载。因为"黄帝"只讲了"脉为营"，当然指人体的脉了，并没有讲心。"在体为脉，在脏为心"特意说明了这个问题。真是价值非凡，意义重大。

……

接着是，"雷公曰：愿卒闻经脉之始生。"这句话问的是"经脉"的开始和生成。"黄帝曰：经脉者，所以能决死生，处百病，调虚实，不可不通。"这段经文回答的是经脉的功能。不管怎么样，这一问一答已经完成了。但这段经文在翻译成白话时，只说了经脉能"决死生，处百病，调虚实，不可不通"。但始终没有说清"经脉"是什么，更不知道如何"决死生，处百病，调虚实"。

后来，我在读《素问·三部九候论》时，发现"故人有三部，部有三候，以决死生，以处百病，以调虚实……"文中的"决死生，处百病，调虚实"完全与《灵枢·经脉》篇中的"决死生，处百病，调虚实"一

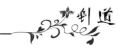

样。证明该段经文就源于此。这时，我才明白《灵枢·经脉》篇中的"经脉"就是"动脉"。因为《素问·三部九候论》所候的"脉"都是"动脉"。

那么，如何决死生，在《素问·三部九候论》中也找到了答案。"形盛脉细，少气不足以息者危；形瘦脉大，胸中多气者死。形气相得者生。"即是部分佐证。上述经文可知，据"脉象"可知死生。这时，我才进一步体会到"不可不通"的价值了。因为"经脉"指"动脉"，"经脉"当然要通畅，一旦不通了，肯定会得大病，甚至会死亡。

这个发现令我激动不已。因为我不仅知道了"经脉"就是"动脉"，而且知道了据脉象判断死生、针刺络脉治病、脉必须畅通无阻等原理。

以上只是将第一段粗粗说了一遍，后面的经文更精彩，接着往下说。

二、品读"十二经脉"

"十二经脉"太有意思了，得好好说，才能说明白。

第一句经文就是"肺手太阴之脉"。讲"经脉"怎么第一句就变成"肺手太阴之脉"呢？这到底是讲"经脉"还是讲"脉"？这时，我快速翻动着书页，想看看其他是怎么说的。每一条只看第一句，连着往后看，结果是"肺手太阴之脉、大肠手阳明之脉、胃足阳明之脉、脾足太阴之脉、心手少阴之脉、小肠手太阳之脉、膀胱足太阳之脉、肾足少阴之脉、心主手厥阴心包络之脉、三焦手少阳之脉、胆足少阳之脉、肝足厥阴之脉"。十二条都是"脉"字，没有一条是"经脉"。我详细核对、研究原文，发现"十二条脉"都是原文，特别是"脉"字，根本没有改动的痕迹。

仅"十二脉"的名称，就可证明其是"动脉"。因为，我们已经知道"经脉"就是"动脉"，此处的"十二脉"当然是"动脉"了。

但"肺手太阴之脉……肝足厥阴之脉"这些名称，就是一个大谜团。几千年来，一直传承、应用，很少有人深究其形成的原因。

我认为，形成的原因是诸多的。限于篇幅，我仅讲一些主要原因。

当时，有人将"脉"也称"经脉"。《灵枢·禁服》篇曰："凡刺之理，经脉为始，营其所行，知其度量……泻其血络，血尽不殆矣。"即是佐证之一。《灵枢·禁服》篇继承发展了《素问·六节藏象论》的"故人迎一盛病在少阳，二盛病在太阳，三盛病在阳明，四盛已上为格阳。寸口一盛病在厥阴，二盛病在少阴，三盛病在太阴，四盛已上为关阴"。

到了《灵枢·禁服》篇，则变成了"人迎大一倍于寸口，病在足少阳；一倍而躁，在手少阳。人迎二倍，病在足太阳；二倍而躁，病在手太阳。人迎三倍，病在足阳明；三倍而躁，病在手阳明。盛者则为热，虚则为寒……盛则泻之，虚则补之"。

"寸口大于人迎一倍，病在足厥阴；一倍而躁，在手心主。寸口二倍，病在足少阴；二倍而躁，在手少阴。寸口三倍，病在足太阴；三倍而躁，在手太阴……盛则泻之，虚则补之"。

从这两段经文可知，从《素问·六节藏象论》的"三阳三阴"到《灵枢·禁服》篇，则变成了"六阳六阴"。到了《灵枢·经脉》篇"六阳六阴"各与一个脏腑联络，并形成了循环。

除此之外，还有《灵枢·营气》篇的"故气从太阴出，注手阳明。上行至面，注足阳明，下行至跗上，注大指间，与太阴合。上行抵脾，从脾注心中。循手少阴出腋下臂，注小指，合手太阳。上行乘腋出頄内，注目内眦，上巅下项，合足太阳。循脊下尻，下行注小指之端，循足心，注足少阴，上行注肾。从肾注心，外散于胸中，循心主脉，出腋下臂，出两筋之间，入掌中，出中指之端。还注小指次指之端，合手少阳，上行注膻中，散于三焦。从三焦注胆，出胁注足少阳，下行至跗上。复从跗注大指间，合足厥阴，上行至肝，从肝上注肺……"等原因，形成了"十二脉"。

说到这儿大家就知道"十二脉"的形成原因了。此时，有人会说，演变、形成，知根知底，有什么错。细说一下，就知道错了。

先说，谁明白"人迎一盛病在少阳，二盛病在太阳，三盛病在阳明，四盛已上为格阳。寸口一盛病在厥阴，二盛病在少阴，三盛病在太阴，

四盛已上为关阴"呢？

谁能说清"故气从太阴出，注手阳明。上行至面，注足阳明，下行至跗上，注大指间，与太阴合。上行抵脾，从脾注心中。循手少阴出腋下臂，注小指，合手太阳"呢？

当然说不清，因为谁都不知道这些经文在说什么。这样说，可能听不懂。换个角度说，中国现在有谁还用"人迎一盛病在少阳，二盛病在太阳，三盛病在阳明，四盛已上为格阳。寸口一盛病在厥阴，二盛病在少阴，三盛病在太阴，四盛已上为关阴"的理论，哪一个人的脉是符合"从太阴出，注手阳明，上行注足阳明，下行至跗上，注大指间，与太阴合，上行抵脾，从脾注心中，循手少阴出腋，下臂注小指，合手太阳"这样规律的？再说，应该多看看这两篇经文，就会知道事情的真相。

如《素问·六节藏象论》曰："心者，其充在血脉。"句中的"其"代表心；"充"有填满、装满等意；在血脉就是在血管；心填满、装满血管是什么意思呢？当然是心的跳动，使血液挤压到血管中，心脏不断跳动，使血液不断流入到血管，就是"充"的基本含义。

《灵枢·营气》曰："营气之道，内谷为宝。谷入于胃，乃传之肺，流溢于中，布散于外……常营毋已，终而复始，是为天地之纪。"

"营气之道，内谷为宝"，即是要说清营气运行的道理，内谷是宝，因为没有谷或不能使谷变成宝（精华）就等于零。言外之意，就是有了内谷变成的宝，才能谈"营气之道"。

"谷入于胃，乃传之肺，流溢于中，布散于外"四句经文，有四层意思，结构严谨，表达准确。

"谷入于胃"，是说五谷进入胃，经过消化道的消化，变成了营养物质。

"乃传之肺"，是说这些营养物质通过血液，先传入肺。中国古代医学家已经认识到传至肺的重要性。因只有先到肺，通过肺交换携带氧气后，才能经过动脉流向全身供给营养。

"流溢于中，布散于外"，这两句经文可能看不懂，在此如果能重温

"在体为脉，在脏为心"，就会明白"流溢于中"就是"流溢于心"，"布散于外"就是"布散于脉"。

"常营毋已，终而复始，是为天地之纪"，经文之意是说，这才是天地之间最大的规律。

这两篇文章中要说的事情很多，我仅举一二，即可说明中国古代医学家对"脉学"研究的深度和广度。限于篇幅，就此停笔。

在"十二脉"出现后，医学家对此问题，仍在持续深入地研究，并且有惊人的发现。"手少阴气绝"写得精准简练，令人赞叹。"手少阴气绝则脉不通"一句中的"则脉不通"，价值非凡，因其发现"脉不通"了，就是"手少阴气绝"。这个成果只能是尸解所见。不然，不会这样写。可以说，这是中国古代医学早期描述"脉"不通的证据之一。

这个时段，还有更精彩的成果出现。"少阴者，心脉也"，这句经文进一步确认手少阴就是"心脉"，以此证明"手少阴气绝"就是"心脉"气绝。

"心者，脉之合也"，更是石破天惊的大发现，是伟大的科研成果。"心"是焦点，"合"是关键词。"合"有闭、对拢，聚、集，总共、全等意，"合"即代表全身的脉都闭于心，都在心对拢。或者说，全身的脉都聚于心、集于心；还可以说，全身的脉都合于心。不管怎么说，都表示全身的脉都汇集到心。

这时有人会说，既然描述的"十二脉"从肺开始到肝形成大循环，怎么又出现了"心者，脉之合也"。两者是矛盾的，让我们该相信哪一个？这个问题问的好，确实是这样。但这正是原作者的特殊编排，也是其中的奥妙。因为作者肯定知道两种描述是矛盾的，特意将事实摆出来，让大家识别真假，辨别是非。

但是后代很多医学家没有看懂"心者，脉之合也"。这么明显的句子，怎么一直看不见，看不懂呢？确实如此。不信，我讲一讲就知道了。

人脑认识问题很特别，一旦确定某个答案是正确的，其他答案就都变成错误的了（包括真正的正确答案在内）。既然，认为"十二条脉"

的名称、排序、循行是正确的。当然"心者，脉之合也"就看不见了，就看不懂了。就是看见了，也不会相信。我读完《灵枢·经脉》篇三十年后，才看懂这个问题。其原因，不是我不认得"合"字，而是我认为，"手少阴之脉，起于心"在"十二脉"中是最有价值的经文，并在我脑子里形成了固定概念。既然"手少阴之脉，起于心"，当然"心者，脉之合也"只能是络脉回流到心了。因为将"手少阴之脉，起于心"变成前提条件，就无法理解"心者，脉之合也"是全身的"脉"都合于心了。

这时会有人说："哈哈，老焦也有糊涂的时候。"不是我糊涂，而是很多人都会这样。不信，我再讲一个例子就清楚了。大家都知道马莳先生吧！他是明代的大医学家，《黄帝内经灵枢注证发微》就是他撰写的。他对《灵枢·经脉》篇特别崇拜，并在《灵枢·经脉》篇前写了一段按语："此篇言十二经之脉，故以经脉名篇。实学者习医之第一要义，不可不究心熟玩也。后世能言'不识十二经络，开口动手便错'而于此懵然，惜哉！滑伯仁《十四经发挥》《针灸聚英》等书各本于此，但不若此篇尤详，凡《内经》全书之经络，皆自此而推之耳。"

他不仅写了按语，而且做了大量研究工作，其中对心的结构有重大发现。他说："盖五脏系皆通于心，而心通五脏系也。"而且还特别描绘了图，标注："五脏系皆属于心。"

由此可知，马莳先生虽然发现了"五脏系皆属于心"，与"心者，脉之合也"有相似之处。但马莳先生依然推崇"十二经脉"，真是令人哭笑不得。

这时，可能有人还不解其意，感到奇怪，认为这么简单的事真的看不清楚吗？大家身在局外，可能感受不到，一旦进入这个局，谁也逃不脱这个怪圈。不信，我再说说就明白了。

1628年，哈维写了《心脏血液运动》后，医史家评价他的功绩时说："血液在持续不断地循环活动，而其动力来源于心脏的搏动。"医学界都知道这件事，难道我们中医不知道？当然知道。

就在这些铁证和历史面前，《灵枢·经脉》篇的"肺肝循行"，仍在中国针灸学中传承、发展。中国针灸学专著和中医药大学教材中用的都是《灵枢·经脉》篇中"十二脉"的变异体。在论述时，还特别加注了《灵枢·经脉》篇中"十二脉"的相关句子，表示该论述源于《灵枢·经脉》篇的"十二脉"，是老祖宗留下来的，谁也不能动。中医说不清"经脉"是什么。

由此可见，继承不是盲目的，而是有选择的。只继承对的，不继承错的，这就是水平。有本事的人继承了精华，发展了科学理论。盲目继承，走了弯路，最终影响了中医事业的发展。当然，这只有历史才能说清。

现在什么都不说了，"心者，脉之合也"是《灵枢·经脉》篇中继"十二脉"后的最大发现和最重要的科研成果之一。我们应该认真传承，大力弘扬。

……

后来，古代医家对"手少阴气绝"进行了深入研究，有了更大的发现，"脉不通则血不流，血不流则髦色不泽，故其面黑如漆柴者，血先死。"三句经文，三个科研成果。句句精彩，扣人心弦。不信，我讲讲就知道了。

"脉不通则血不流"，揭示了"脉"不通的本质。这个科研成果告知世人，中国古代医学家已经发现了"脉"管里的血液是不断流动的；只有不断流动，才能保持健康，一旦血液流动停止，相关部位就会失去功能。

"血不流，则髦色不泽"，即是说一旦血不流动了，局部的髦色就会失去光泽。

"故其面黑如漆柴者，血先死"，这句经文更绝，说的是如果局部组织黑如漆柴，即证明这个部位的血液已经停止流动了。这么好的经文，这么好的成果，后代医学家在白话时将其说成是头发干枯，人脸黑如漆柴，真是令人心寒。

除"手少阴气绝"外，还描述了"手太阴气绝则皮毛焦；足太阴气

绝则脉不荣肌肉；足少阴气绝则骨枯；足厥阴气绝则筋绝"。以上四绝，均离开了"脉"，论述的是皮、肉、骨、筋。这显然是受《素问·五脏生成》和《灵枢·五色》中"肝合筋，心合脉，肺合皮，脾合肉，肾合骨"论述的影响。

"黄帝曰：骨为干，脉为营，筋为刚，肉为墙，皮肤坚而毛发长。"是人体躯肢的主要物质和结构，怎么又说"手太阴气绝则皮毛焦；足太阴气绝则脉不荣肌肉；足少阴气绝则骨枯；足厥阴气绝则筋绝。"这显然是违犯常理，根本不可能的事。所以，后四个气绝，根本不能自圆其说。

读"十二经脉"，令我震撼。因中国古代医学家，早在3000年前，就行尸解等研究，发现全身的"脉"都合于心，使人体的脉有了动源，血液循环成了系统，开创了一个崭新的科学时代。这应是中医界惊天动地的大事，也是最大的幸事，但也令我揪心和遗憾。因为"肺手太阴之脉……肝足厥阴之脉"和"心者，脉之合也"，同在《灵枢·经脉》篇的一个段落中，仅仅只有前后之分，竟然认为"肺手太阴之脉……肝足厥阴之脉"句句是经典，字字都传承；而"心者，脉之合也"却视而不见，全然不知。

三、品读"经脉和络脉"

"经脉十二者，伏行分肉之间，深而不见……诸脉之浮而常见者，皆络脉也。"这段是特意收录的经文。其是在十二脉之后才形成的，所以有十二。删去"十二者"，"经脉伏行分肉之间，深而不见……诸脉之浮而常见者，皆络脉也"就是这段经文的本意。

"经脉伏行分肉之间，深而不见"是说经脉看不见，是因为行在分肉之间，部位较深看不见。

"诸脉之浮而常见者，皆络脉也"即是说所有的脉，浮在体表能看见的即称络脉。

读这段经文，先要明白"经脉"是什么？如果不知道经脉是什么，就会错解经文。我要明确告知大家，经文中的"经脉"就是"脉"，也称"血脉"。因浮在体表的称络脉，络脉也称"血络"，所以脉也称"血脉"。也可以说是"血脉伏行分肉之间，深而不见……诸血脉之浮而常见者，皆血络也"。

"雷公曰：何以知经脉之与络脉异也？黄帝曰：经脉者，常不可见也。其虚实也，以气口知之。脉之见者，皆络脉也。"

这段经文是独立的经文，特用"雷公与黄帝之间的问答"这个形式论述。

"经脉者，常不可见也"，是一句完整的话，准确表述了经脉常常不可见。

"其虚实也，以气口知之"，其代表经脉，虚实在气口可知。气口是中医候脉的部位，即是用手指在手腕上摸桡动脉的跳动。由此而知，经文中所述"经脉"就是"动脉"。因为在人体中只有"动脉"才会独动不休。

"脉之见者，皆络脉也"，特指"静脉"，因"经脉"是"动脉"，独动不休；而络脉位于体表，不跳动，当然是"静脉"了。

以上两段经文，将人躯体的脉描述到这种程度，我看就够清楚了。在几千年后科学高度发达的今天，现代医学表述的动脉和静脉，与此有什么不同。我看只是时代不同，说法各异罢了。

四、品读据络脉颜色诊病

"凡诊络脉，脉色青则寒且痛，赤则有热。胃中寒，手鱼之络多青矣；胃中有热，鱼际络赤；其暴黑者，留久痹也；其有赤有黑有青者，寒热气也；其青短者，少气也。凡刺寒热者，皆多血络，必间日而一取之，血尽而止，乃调其虚实……"

这段经文，虽属经验之谈，却非常有价值。其首先将络脉定位为血络。因为络脉颜色的变化，就是络脉的血色变化。还有针刺时要求"血尽而止"也是佐证。发现脉色青、赤、黑等变化与寒、痛、热有关，特别是与胃之寒、热有关，以上虽然描述的是寒、痛、热与胃寒、热和络

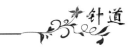

脉的青、赤、黑相关联（对应）。实际上揭示了胃肠系统消化功能障碍，吸收不同营养后，血液颜色出现的异常变化。这一诊病方法少说也有几千年了，现在有经验的儿科医生还在应用。当今的现代医学，有经验的医生也看颜色，如病人口唇色白，则表示贫血；全身发黄，考虑有肝胆疾病；即可进一步检查确诊。专门看静脉颜色诊断疾病的医生还没有见过。但中国医学在几千年前，就常规应用这个方法诊病，一直沿用到现在。这说明什么问题？只能说明中医先进，中医诊病是科学的。当然有人会说，哪能和现代医学比，只采一滴血，一化验，什么都清楚了。当然不能比，我说的是历史，早在几千年前谁会采血？几千年前谁会化验？文艺复兴之前谁会做这些事呢？真是，不怕不识货，就怕货比货；不比不知道，一比吓一跳。

《灵枢·经脉》篇的科研成果，应在完善"心血脉系统"中发挥作用。

写到这儿我激动、感慨。认真回想一下，也正是：

> 人在做，史在记，天在看。
>
> 人在说，史在证，天在评。
>
> 人胡说，史反证，天不容。

中国古代医学家，太不容易了。他们在那么古老的年代，即踏上了实践、探索之路。在当时的条件下，只能是现象直观，推理判断，开拓发展。在推理和判断的过程中，常常会有这样或那样的问题和错误。他们还能不断纠正错误，继续前进。真是太宝贵了，真是了不得。

针篇

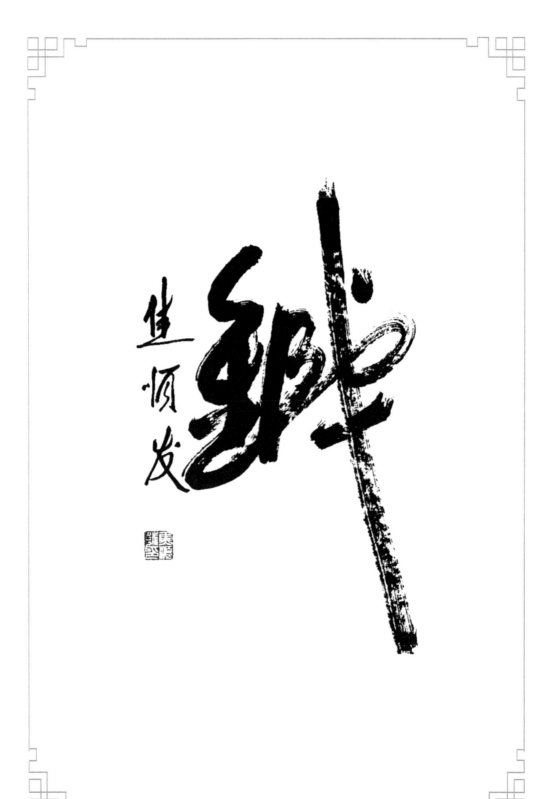

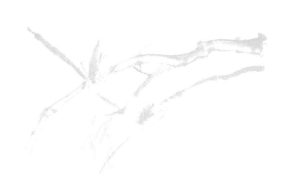

　　针刺治病是中国古代医学家的发明，传承、弘扬了五千年，不仅使其发展成伟大医学，而且变成了中医文化。

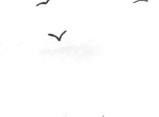

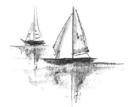

针刺脑神筋（经、机）系统治病

中国古代医学家早在上古时代即知道用针刺神、机治病。《灵枢·九针十二原》曰："粗守形，上守神。神乎神，客在门。未睹其疾，恶知其原。刺之微，在速迟。粗守关，上守机，机之动，不离其空，空中之机，清静而微。其来不可逢，其往不可追。知机之道者，不可挂以发，不知机道，叩之不发。知其往来，要与之期，粗之暗乎，妙哉！工独有之。往者为逆，来者为顺，明知逆顺，正行无问。逆而夺之，恶得无虚，追而济之，恶得无实。迎之随之，以意和之，针道毕矣。"即是部分佐证。

"粗守形，上守神。神乎神，客在门"，即是说低劣的医生只知道针刺形（当时针刺部位的名称）治病，而高明的医生则知道在形中刺神治病。神就像高贵的客人一样位于形之中（内部）。

"未睹其疾，恶知其原"，即是说没有看见疾病，怎能知道原因。

"刺之微，在速迟"，即是说针刺中神的微小差别，只有快慢之分。这就是中国最早针刺"神"治病的论述。

"粗守关，上守机"，即是说低劣的医生只知道刺关（当时针刺部位的名称）治病，而高明的医生则知道在关中刺机治病。

"机之动，不离其空，空中之机，清静而微。其来不可逢，其往不可追"，这三句经文，是古人通过活体解剖、特殊试验等观察机的外表和研究其内部活动的科研成果。

"机之动，不离其空"，即是说机是活动的，但始终不离开它的范围。

"空中之机，清静而微。其来不可逢，其往不可追"，即是说活体解

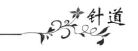

剖后露出来的机看似非常清静，仅有微微之动，但其内部却快速往来活动着，主观又不能觉察和控制。经文只有结论，没有方法。所以，不知道用什么方法可以得知机内部的快速往来活动。

"知机之道，不可挂以发，不知机道，叩之不发"，即是说知道机的要害，就容易刺中，不知道机的要害，乱刺是刺不中的。

"知其往来，要与之期"，即是说知道机的来龙去脉，就能达到预期目的。

"粗之暗乎，妙哉！工独有之"，即是说低劣的医生什么也不知道，真奇妙！只有高明的医生才会明白这一切。

这一段经文，是描述针刺机治病和研究机的科研成果。早在上古时代，中国古代医学家就针刺机治病，而且还经人体活解研究发现机的外表特征和内部快速往来活动。这是石破天惊的大发现。

"往者为逆，来者为顺，明知逆顺，正行无问"，即是说在针刺时，能使"气至"消退的方向为逆，能使"气至"来的方向为顺。知道逆顺之意，就大胆去刺，不要再问了。

"逆而夺之，恶得无虚，追而济之，恶得无实。迎之随之，以意和之，针道毕矣"，即是说针往后迎，还能不虚；针往进推，还能不实。所以，运用迎、随之法随意调整，使"气至"达到最佳适度，针刺之道就是这些了。

这就是中国古代医学家早在上古时代针刺神、机治病的概况。

此后，即出现了刺"经"治病。"经"一旦被刺中，立刻出现"经气至"。《素问·针解》曰："经气已至，慎守勿失者，勿变更也。"即是部分佐证。

从此开始，中国古代医学家已开始运用针刺神、经治病了。

由于刺经能治病，在临床得到广泛应用，并开展了深入研究。

通过尸解等研究发现，经在项脊椎旁的深部有大交叉，特命名为"大经"。《灵枢·癫狂》曰："刺项大经之大杼脉。"句中的"大经"即是佐证。

"经"和"大经"进入脊椎管形成脊髓，称"奇经"。王冰在《素问·骨空论》注解为："督脉，亦奇经也。"即是佐证。

由此可知，上肢的"经"由远到近，因交叉在项后脊椎旁形成"大经"，进入脊椎管而形成"奇经"。

约在几千年前，古人即发现了"人始生，先成精，精成而脑髓生，骨为干，脉为营，筋为刚，肉为墙，皮肤坚而毛发长"（见《灵枢·经脉》）。

该段经文问世，使中国医学进入了探索、研究人体结构和功能的新时代。

"人始生，先成精，精成而脑髓生"，即是说人在开始形成时，先是男女性交，形成受精卵，然后开始形成脑和脊髓的胚胎。

"骨为干，脉为营，筋为刚，肉为墙，皮肤坚而毛发长"，即是说在躯干、四肢有五种组织和功能。在五种组织中，除骨、脉、肉、皮肤外，就是"筋"，并没有神、机、经的名称。由此而知，医学家对在躯肢被针刺治病的组织有不同的命名。

古人从此开始对躯肢五种组织进行广泛、深入地研究。

《灵枢·刺节真邪》曰："抟于筋，则为筋挛。"

《素问·长刺节论》曰："病在筋，筋挛节痛，不可以行，名曰筋痹，刺筋上为故，刺分肉间，不可中骨也。病起筋炅，病已止。"（作者注："病起筋炅"应释为针起筋炅更合文意。）

《素问·六元正纪大论》曰："民病血溢，筋络拘强，关节不利，身重筋痿。"

《素问·针解》曰："故一针皮，二针肉，三针脉，四针筋，五针骨……"

《灵枢·官针》曰："三曰关刺，关刺者，直刺左右，尽筋上，以取筋痹……"

以上摘录的几段经文，可知古人对"筋"研究的广度和深度。

约在先秦前，出现了"诸髓者皆属于脑，诸筋者皆属于节"（《素

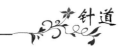

问·五脏生成》)。

"诸髓者皆属于脑"，即是说脊髓诸节段，皆属于脑。

"诸筋者皆属于节"，即是说位于躯肢的"筋"，皆属于节。请注意"节"是位于髓旁的细丝，并不是关节、关节腔间隙。这样就会知道，"诸筋者皆属于节"之意即是位于躯肢的筋，皆属于髓旁的细丝。

此时，脑、脊髓和躯肢的筋，通过髓旁的细丝，连成了系统。简称"脑—筋系统"。

约在先秦前，出现了"节之交，三百六十五会"的观点。经文之意即是说通过尸解发现，位于髓旁的细丝（节），进行交叉形成了三百六十五个交会。其证明，针刺穴位治病，即是在穴位中针刺髓旁的细丝交叉形成的交会治病。故价值非凡，意义重大。

因节之交形成的交会，位于穴位之内（深部），眼睛看不见，当然就无法看见针是否刺中。

古代医学家已经发现，针刺神、机、经时一旦出现"气至"，即可获得疗效。所以，在针刺时是否刺中，以出现"气至"为标准。此后，就出现了"气至而去"的名句。

后来，医学家又发现，将针刺在肌肉的溪谷之间，易出现"气至"，特称其为"谷气至"。

这些经验即是针刺节之交形成的交会所取得的经验。

在此时，古人对脑和脊髓的研究更加深入。

《灵枢·海论》曰："脑为髓之海。"即是说脑为脊髓之海。此说不仅明确了脊髓和脑在组织学上连接在一起，而且确认了脊髓隶属脑的管辖。这一成果还验证了"诸髓者，皆属于脑"的论断。

《灵枢·五音五味》曰："冲脉、任脉皆起于胞中，上循背里，为经络之海。"该段经文，是经尸解脊椎管等研究发现，冲脉、任脉从子宫等部位发起，上循到背骨（脊骨）里成为经络之海。

到世纪之初，又有重大发现。《针经》曰："所谓节之交三百六十五会，皆神气出入游行之所，非骨节也"（见《素问·调经论》王冰注解）。经文之意即是说，"节"不是骨关节，而是交叉形成三百六十五会，都是神气出入游行之所。此处的"神气"是指上古时代被针刺治病的"神"之气。

"出入游行"即是自由出入之意。确切地讲是"神"之气，能在"节之交三百六十五会"中自由出入。换句话讲，"节之交三百六十五会"就是上古时代针刺的"神"，也可以说"节之交百六十五会"就是上古时代针刺的"机"。因为在当时即发现机是活动的，从外表看，其清静仅有微微之动，但内部却快速往来活动，主观又不能觉察和控制。"机"的这种功能与"节之交三百六十五会"的出入游行非常相似。故古人发现"节之交三百六十五会"是"神"之气出入游行之所，也证明了"机"之"其来不可逢，其往不可追"的论断。这是中国古代医学家经过几千年对神、机研究的重大成果。

《针灸甲乙经·针道第四》曰："节之交，凡三百六十五会。知其要者，一言而终，不知其要，流散无穷。所言节者，神气之所游行出入也，非皮肉筋骨也。"经文之意即是说"节之交，三三百六十五会"很难懂，知道其要害，一句话就说清了，不知道其要害者，就会漫无边际的乱说。所说的"节"是"神"之气游行出入之所，并不是皮肉筋骨。"神"之气是指上古时代针刺治病的"神"之气。

这段经文论述了位于髓旁的细丝——节，不仅通过交叉形成三百六十五个会，而且能使"神"之气游行出入。

《灵枢·九针十二原》曰："黄帝曰：愿闻五脏六腑所出之处。岐伯曰：节之交，三百六十五会，知其要者，一言而终，不知其要，流散无穷。所言节者，神气之所游行出入也，非皮肉筋骨也。"该段经文之意即是说，五脏六腑所出之处，皆是位于髓旁的细丝——节。

简而言之，该段摘录的经文，不仅论述了"脑－筋系统"的形成和演变成"脑神筋系统"的过程，而且证明了古代医学家针刺"神、机、经、筋"治病，皆是针刺节之交形成的三百六十五会以治病。由此而知，古代医学家所描述的神、机、经、筋，皆指同一种组织，只是在不同时

期的名称各异。

关于针刺治病，学问很深。全身三百六十五会，即是针刺治疗全身多种疾病的针刺部位。而对每种疾病来说，医学家又能快速、准确选出3~5个疗效最好的气穴，进行针刺治疗以获得疗效。这是中国古代医学家们几千年来积累的宝贵经验。每个气穴的主治性能和每种疾病的选穴经验，皆属此范畴。《针灸资生经》详细总结过这方面的经验。

这些选"会"治病的经验，古代医学家已经总结出很多规律。我认为据髓节支配规律（髓旁的细丝）选会是核心规律。

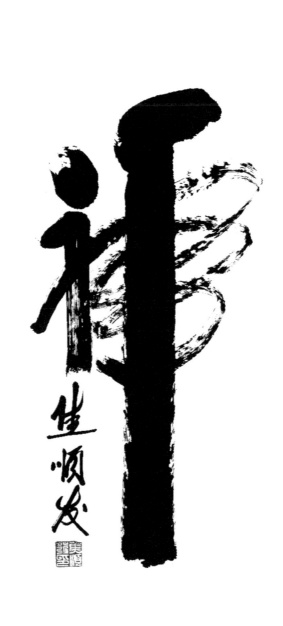

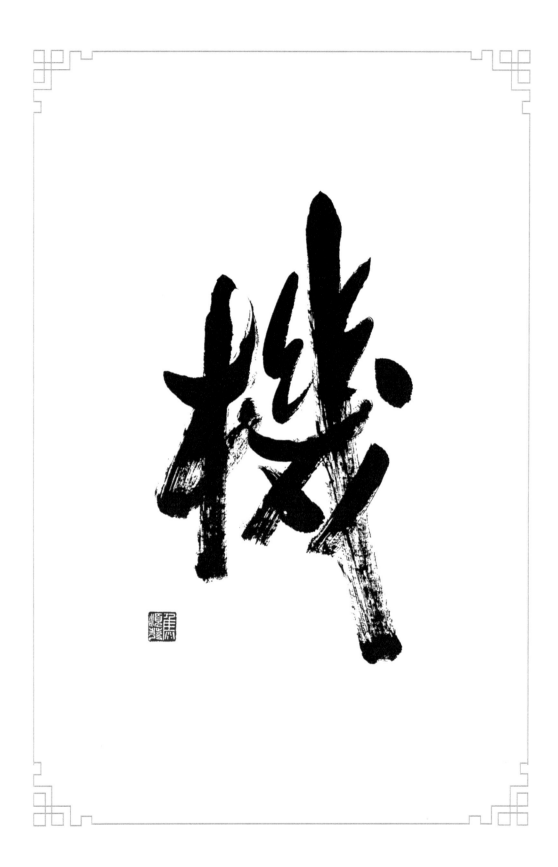

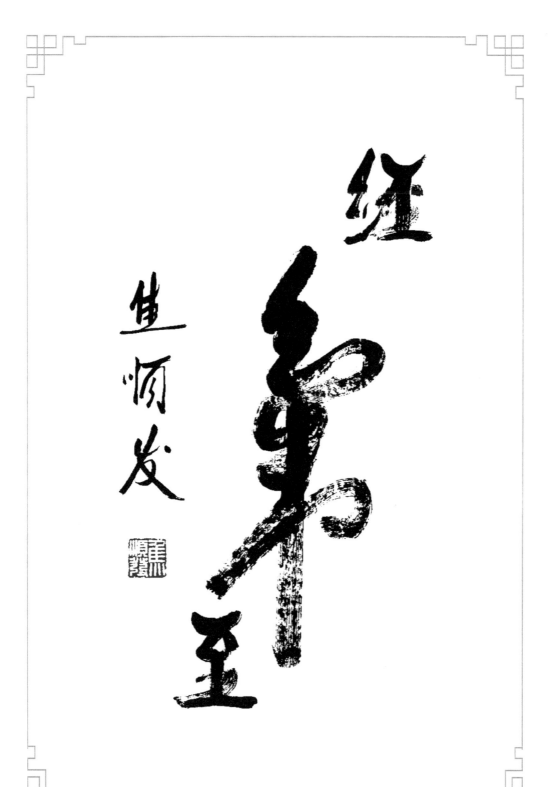

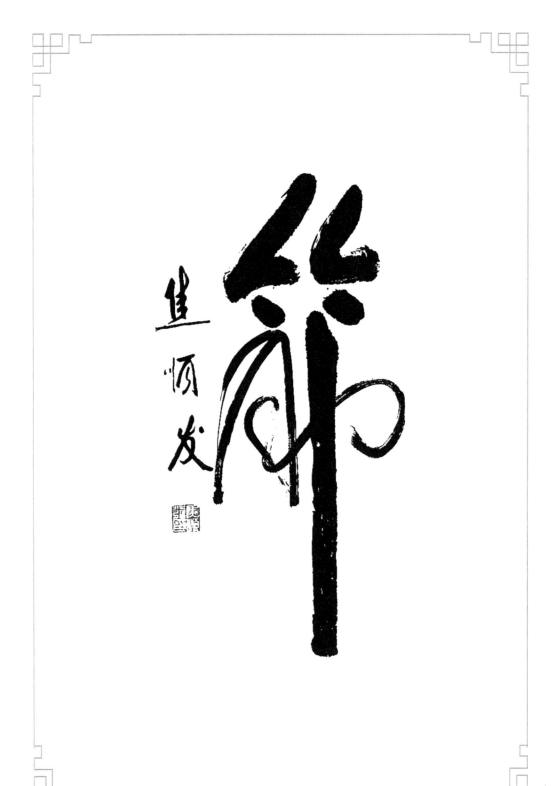

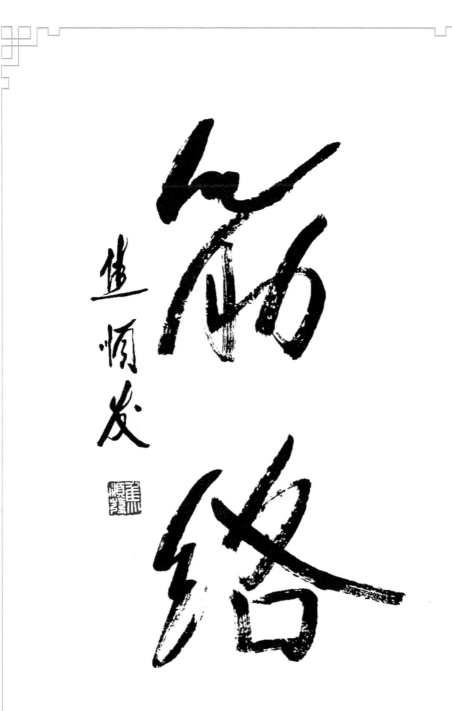
筋络

连顺发

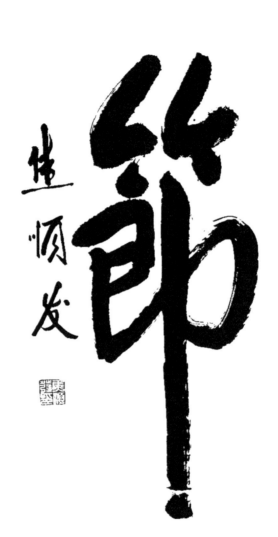

读"上守神"之悟

读"粗守形，上守神。神乎神，客在门。未睹其疾，恶知其原"之感悟

《灵枢·九针十二原》曰："粗守形，上守神。神乎神，客在门。未睹其疾，恶知其原。"该段经文，虽出于《灵枢·九针十二原》，但早于《灵枢·小针解》，因为《灵枢·小针解》对该段经文进行了详细解读。

但我认为《灵枢·小针解》对其解读是欠妥的，不符合经文的原意。

"粗守形，上守神"，即是说低级的医生只知道针刺穴位治病，而高明的医生则知道在穴位中刺"神"治病。 （作者注：经脉——躯肢神经。）

"神乎神，客在门"，即是说"神"非常神奇，像贵客一样位于穴位之中。文中所称"神"实指"经脉——躯肢神经"。

"未睹其疾，恶知其原"，即是说，没有看懂疾病，怎么能知道病因。

据诠释内容推测，该段经文最迟出现在先秦前。据此证明，中国古代医学家早在先秦前，就已运用毫针在穴位中刺"经脉——躯肢神经"治病了。

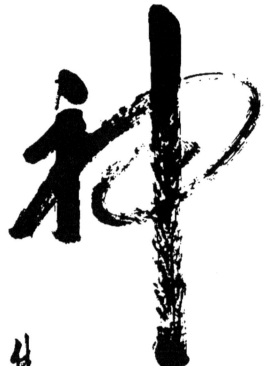

「……守神」特
指守經脈，實
為刺軀肢神經。

崔順發

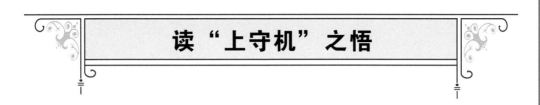

　　《灵枢·九针十二原》曰："粗守关，上守机，机之动，不离其空，空中之机，清静而微。其来不可逢，其往不可追。知机之道者，不可挂以发，不知机道，叩之不发。知其往来，要与之期，粗之暗乎，妙哉！工独有之。往者为逆，来者为顺，明知逆顺，正行无问。逆而夺之，恶得无虚，追而济之，恶得无实。迎之随之，以意和之，针道毕矣。"

　　该段经文虽出于《灵枢·九针十二原》，但是来源更早，因在《灵枢·小针解》即有详细解读。后世的解读，一直没有摆脱《灵枢·小针解》的框架。

　　后来，我在认真核对原文时发现，《灵枢·小针解》诠释经文有误，其中有些内容完全违背了原意。如果在针灸学中，刻意沿用其诠释，将会使"粗守关，上守机……针道毕矣"沉陷在错误诠释之中，永无见天之日。所以，只有根据该段经文的真实含义进行诠释，才能使宝贵经验和重大科研成果重新运用在中国针刺经脉治病中。

　　现据经文原意诠释如下：

　　"粗守关，上守机"，即是说低劣的医生只知死守穴位治病，而高明的医生则知道在穴位中刺"机"治病。

　　"机之动，不离其空"，即是说"机"本身（内部）能活动，但活动范围不离开它的空间。这样解读说明"机"特指一种物体（或称组织），绝对不是气。"空"不是指穴位，因为"机"之动，不离其空；"其"当然应指"机"本身；所以，"不离其空"之意就是不离开它的空间（范

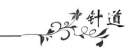

围）。

"空中之机，清静而微"，即是说"机"在其空间里，从表面上看非常清静，仅有微微之动。这可能是通过解剖直接观察机的外形而得出的结论。

"其来不可逢，其往不可追"，即是说在机之空间（内部），往返传递信息，自由而神奇，客观根本无法感知。这可能是通过复杂的生理试验而得出的结论。

"知机之道者，不可挂以发"，即是说知道机的要意，就能毫发不差的刺中它。

"不知机道，叩之不发"，即是说，不知道机的要害，就是扣了扳机，也等于没有发。也就是说，不懂机的要意，乱刺是刺不中的。

"知其往来，要与之期"，即是说知道其来龙去脉，就易刺中"机"。

"粗之暗乎，妙哉！工独有之"，即是说低劣的医生，什么也看不见，只有高明的医生，才能领悟到其中的奥妙。

"往者为逆，来者为顺，明知逆顺，正行无问"，即是说在针刺时能使"气至"消退的方向为逆，能使"气至"来的方向为顺；知道逆顺之意，就大胆去刺，不要再问了。

"逆（迎）而夺之，恶得无虚，追而济之，恶得无实"，即是说，运用迎使气夺的方法，还能不使"气至"减弱吗？运用推而进的方法，还能不使"气至"增加吗？

"迎之随之，以意和之"，即是说，行针时运用迎和随（退和进）的手法，就可随意调整"气至"的强度。

"针道毕矣"，即是说针刺的道理就是这些了。

据诠释经文之意推知，中国古代医学家早在几千年前就已巧妙运用"机"字，并深刻理解"机"字的内涵。高明的医生则知道在穴位中刺"机"治病。在针刺时，只要能使"气至"出现的方向即为正确方向，反之则为逆的方向，并运用迎和随的方法调整"气至"的强度。

中国古代医学家将"机"描述的生动而神奇。那么，"机"究竟指什么呢？

　　根据针刺试验、现代神经解剖、生理学知识等对比分析可发现，躯肢的周围神经与古代医学家描述的"机"，在多方面有着惊人的相似。由此推知，中国古代医学家早在几千年前，就通过精湛的神经解剖、生理知识和针刺躯肢治病的实践经验，系统总结出了在全身穴位中针刺躯肢神经治疗病证的特殊技术和经验。这些都是中国古代医学家们的伟大发现和多学科的重大科研成果。他们在西方医学极其落后的年代，且对人体结构茫然无知，悬疑叠起的历史背景下，发现了人体的躯肢神经，并发明了运用毫针刺躯肢神经治疗全身多种疾病的科学方法。

　　上述事实，使我感慨万千，进一步体会到中国古代医学家们的聪慧、激情、执着、高尚。他们攀登的是一条神奇的天道，他们早在3000年前就将中国的针刺治病带进了科学的殿堂。为此，我们必须正确认识，认真传承。

　　事实是最重要的。

　　评述中国的针刺治病是否科学，必须用事实说话。本文对"粗守关，上守机……针道毕矣"的解析，即从一个侧面证明了中国针刺治病是非常科学的。

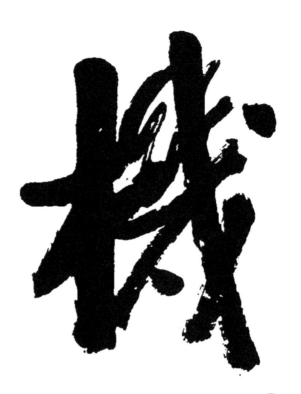

機

「……守機」·特指守經脈，實為刺軀肢神經·

焦順發

析"虚则实之，满则泄之"

《灵枢·九针十二原》曰："凡用针者，虚则实之，满则泄之，宛陈则除之，邪胜则虚之。"

《灵枢·小针解》曰："所谓虚则实之者，气口虚而当补之也。满则泄之者，气口盛而当泻之也。宛陈则除之者，去血脉也。邪胜则虚之者，言诸经有盛者，皆泻其邪也。"

《素问·针解》曰："刺虚则实之者，针下热也，气实乃热也。满而泄之者，针下寒也，气虚乃寒也。菀陈则除之者，出恶血也。邪盛则虚之者，出针勿按。"

《黄帝内经灵枢白话解》（王洪图，人民卫生出版社）曰："属于虚证的，当用补法，使正气充实；属于满实证候的，当用泻法，以疏泄病邪；对于因血郁积日久而引起症状的，应当采用泻血法，以排除壅滞的病邪；对于病邪亢进，邪胜于正的，也应当采用泻法，以使邪气外泄，由实而虚。"

当代不同版本对其解读类同，均按《灵枢·小针解》之意进行诠释。我认为经文的原意是，古代临床实践家用微针（含毫针）在躯肢特定部位（相对固定针刺点）针刺经脉治病的特殊技术和经验（或感悟）。即凡在针刺时，每个人都应先将针在躯肢特定部位刺入皮下，然后再寻找针刺经脉。如将针往里进推时，针尖处为空虚感（感松、阻力小、无特殊感觉），证明没有刺中经脉，此时应继续深刺或改变方向再刺，直到刺中经脉（针尖处阻力突然增大，有特殊感觉）为实。这即是"虚则实

之"的确切含义。

"满则泄之"，即指"得气"太满应泄出一部分。因为在针刺中经脉时必出现"得气"，有时因"得气"太强，病人难以忍受，这时将针微往外拔一点，即可使"得气"减轻。由此即出现了"满则泄之"以调整"得气"程度的技术。

"宛陈则除之"，是指在针刺时，针尖碰（触）到骨、肌腱、疤痕等时，刺不进去的特殊感觉。解除之法，是将针稍往后退，改变方向后再刺。

"邪胜则虚之"，即指在针刺中经脉时，出现严重抽麻、疼痛等感觉，病人难以忍受，古代医学家视此现象为邪胜。这时应将针微往后退，邪胜即可缓解。这即是"邪胜则虚之"的本意。

我认为这样诠释，不仅符合经文原意，而且揭示了毫针刺经脉治病的核心技术。日月如梭，沧桑巨变，远隔几千年后的今天，在针刺经脉治病的临床实践中，最常用的仍然是这类技术。所以，该段经文不仅有较高的科学价值，而且有重要的现实意义。作为中医人必须大力弘扬，认真传承。

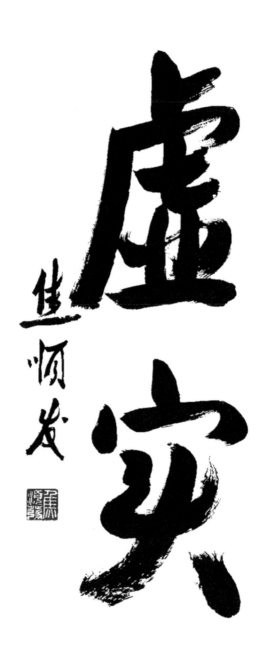

虚实

焦顺发

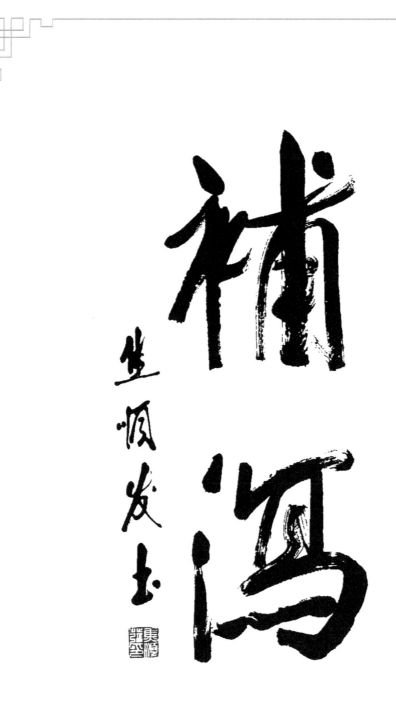

读"徐而疾则实，疾而徐则虚"新悟

《灵枢·九针十二原》曰："《大要》曰：徐而疾则实，疾而徐则虚。"由此而知，该句经文虽出自《灵枢·九针十二原》，但源于《大要》。

《大要》是什么年代形成，无据可考。多数书记载《大要》为古经篇名。《素问》中有一处说："《大要》上古经法也。"据此推测"徐而疾则实，疾而徐则虚"一说非常古老，很有可能源于上古时期。

从《大要》中引出的"徐而疾则实，疾而徐则虚"问世后，即引起医学家们的高度重视。但对其确切含义，各医家理解不同，由此对针刺技术产生过不同影响。其中《灵枢·小针解》曰："徐而疾则实者，言徐内而疾出也。疾而徐则虚者，言疾内而徐出也。"后世引用的比较多，变异比较大，最终演变成"徐疾补泻"法。这种特殊"补虚证，泻实证"的方法，一直流传至今。

在经文中，还有不同的解读，如《素问·针解》曰："徐而疾则实者，徐出针而疾按之。疾而徐则虚者，疾出针而徐按之。"即是佐证。

我认为，"徐而疾则实，疾而徐则虚"根本不是描述依据进出针的徐疾来直接补虚证、泻实证，而是在躯肢特定部位针刺，根据针尖处出现（突然）阻力的速度和强度，判断是否刺中经脉的特殊经验。具体方法是，在特定部位先将针刺入皮下，然后寻找和针刺经脉。在针尖接近经脉的深度时，将针微往进推或捻转进针，如针尖处突然变紧，即医生持针之手突然感阻力明显增加，就表示针尖已到实处（已刺中经脉），简称

实。如将针往进推或捻转进针，虽然速度快，用力大，针尖处仍感很松，即阻力较小，就表示针仍在虚处（未刺中经脉），简称虚。上述解读，才是经文的本意。几千年过去了，到目前为止，在针刺经脉治病中，该经验仍然为判断是否刺中经脉的最佳方法。

《大要》中描述的判断刺中经脉的经验，经过与神经解剖、生理知识、结合针刺试验等对比分析后发现，该经验就是刺中躯肢神经的经验。

据此证明，中国古代医学家早在上古时期，即开始应用微针刺躯肢神经治病，而且积累了判断是否刺中躯肢神经的宝贵经验。

上古时代人体的神经系统

说起神经系统，有人会说这是现代医学的内容，因为中医讲的是"经脉"和"经络"。其实不然，不是中医不讲神经系统，而是中国古代医学家早在几千年前，就逐步研究发现了人体的神经系统，并撰文传承。

早在上古时代，中国古代医学家就开始探索、研究人体的神经系统，并撰文、著书加以传承弘扬。现留有《针经》三卷的书名。

《新校正黄帝针灸甲乙经》序曰："《黄帝内经》十八卷，《针经》三卷，最出远古。"即是佐证。

句中的"最出远古"可能是形容词，少说也是在"上古时代"。

《针经》三卷，仅留书名，其内容是什么不得而知。

我研究发现，《灵枢·九针十二原》首段中，"岐伯答曰：小针之要，易陈而难入，粗守形，上守神。神乎神，客在门。未睹其疾，恶知其原。刺之微，在速迟。粗守关，上守机，机之动，不离其空，空中之机，清静而微。其来不可逢，其往不可追。知机之道者，不可挂以发，不知机道，叩之不发。知其往来，要与之期。粗之暗乎，妙哉！工独有之。往者为逆，来者为顺，明知逆顺，正行无问。逆而夺之，恶得无虚，追而济之，恶得无实。迎之随之，以意和之，针道毕矣。"

"凡用针者，虚则实之，满则泄之，宛陈则除之，邪胜则虚之。《大要》曰："徐而疾则实，疾而徐则虚。言实与虚，若有若无；察后与先，若存若亡；为虚与实，若得若失。"就是《针经》三卷的部分内容。

"小针之要，易陈而难入"，其意是说小针治病的深奥道理很难说明

白。但这句经文，没有引起后世医学家的重视，在读经文时，常据解读之意，很少分析对错，由此使中国古代医学家探索、研究、发现的神经沉陷在错解之中。我讲这话，现在可能大家还不明白，当我讲完这个话题，大家就会感同身受。

"粗守形，上守神"是原文，"神乎神，客在门。未睹其疾，恶知其原。刺之微，在速迟"这三句是解读原文的。

这段经文，很难解读，《灵枢·小针解》解读曰："粗守形者，守刺法也。上守神者，守人之血气有余不足，可补泻也。神客者，正邪共会也。神者，正气也。客者，邪气也。在门者，邪循正气之所出入也。未睹其疾者，先知邪正何经之疾也。恶知其原者，先知何经之病，所取之处也。刺之微在速迟者，徐疾之意也。"

《灵枢·小针解》对这段经文，解读的偏误很大，由此使其真意一直沉陷在其中。

我研究证明，"粗守形，上守神"，即是说低劣的医师只知道针刺形（针刺的特定部位）治病，而高明的医师则知道在形中刺神治病。

"神乎神，客在门"，即是说神奇的神，就像尊贵的客人一样，位于针刺部位的深部。

"未睹其疾，恶知其原"，即是说没有看见疾病，还能知道病因吗？

"刺之微，在速迟"，即是说针刺"神"的时候，低劣的医师和高明的医师，仅有快慢之别。此处针刺的"神"，就是位于躯肢的周围神经。

"粗守关，上守机，机之动，不离其空，空中之机，清静而微。其来不可逢，其往不可追。知机之道者，不可挂以发，不知机道，叩之不发。知其往来，要与之期，粗之暗乎，妙哉！工独有之。"

这段经文更难解。"粗守关，上守机"是原文，之后的经文，即是研究原文的成果或解读。

《灵枢·小针解》曰："粗守关者，守四肢而不知血气正邪之往来也。上守机者，知守气也。机之动，不离其空中者，知气之虚实，用针之徐疾也。空中之机，清静以微者，针以得气，密意守气勿失也。其来不可逢者，气盛不可补也。其往不可追者，气虚不可泻也。不可挂以发者，言气易失也。叩之不发者，言不知补泻之意也，血气已尽而气不下也。知其往来者，知气之逆顺盛虚也。要与之期者，知气之可取之时也。粗之暗者，冥冥不知气之微密也。妙哉！工独有之者，尽知针意也。"

《灵枢·小针解》这段解读，更加离谱，使"粗守关，上守机……"悬疑迭起，深不可测。也由此使其真意深陷在错解之中。

我研究证明，"粗守关，上守机"是说低劣的医师只知道刺关（特殊针刺部位）治病，而高明的医师则知道在关（特殊针刺部位）中刺机治病。句中的"机"字用的太妙了，堪称一绝。因为"机"字之意是事物发生、变化的枢纽，是对事情成败有重要关系的中心环节等。说明"机"指的是人体躯肢中最重要、最核心的组织。

后面的经文，对"粗守关，上守机"的论述更是妙不可言。其像诗一般的语言，将"机"描述得出神入化。

"机之动，不离其空"，即是说"机"的活动，从来不离开它的空间。此解说明，"机"是一个独特物体，其内部是可以活动的，但活动的范围，从来不会超出它的范围。

"空中之机，清静而微。其来不可逢，其往不可追"，前句说"机"从外表看，很清静，仅有微动之感。后句说"机"的内部有快速出入之运动，而且主观又不能控制。

这段经文，太绝妙了！在上古时代，能写出这样的话，真是精彩绝伦。因为这段经文，是古代医学家、科学家进行活体解剖，亲眼目睹了位于躯肢深部的"机"，仅有轻微之动。又通过特殊研究（具体方法不详），发现"机"的内部传递往（出）来（入）的信息，其快捷自由，不可感受控制。

这时，大家已经知道了，位于躯肢深部的"机"，内部传递出入信息，快捷自由又不能感控。此时只知道"机"有这个功能，并不知道其

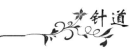

是什么物质。

这是几千年前中国古代医学家的科研成果。当时只能讲到这个程度。要确定这句话的正确性，只有在现代医学的解剖学和生理学中去找答案，因为过去和现在研究的对象都是人。

翻开人体解剖学、神经生理学，可知位于躯肢的周围神经，既能快速自由地传递运动（出）、感觉（入）冲动的信息，而且自身无法感控。两者之功能惊人的一致。其证明，经文中描述的"机"，就是躯肢的周围神经。

不信，有经文为证。因中国历经千年的文字会说话。

"空中之机，清静而微。其来不可逢，其往不可追。"其像活化石，也是历史的金钉，牢牢将中国古代医学研究发现人体躯肢的周围神经能自由传递运动（出）、感觉（入）信息的功能，定格在上古时代。

"知机之道者，不可挂以发，不知机道，叩之不发"，即是说知道"机"的要害，就易刺中，不知"机"的要害，乱刺是很难刺中的。

"知其往来，要与之期"，即是说知道"机"的来龙去脉，就能达到预期目的。

"粗之暗乎，妙哉！工独有之"，即是说低劣的医师什么也不知道，真妙！只有高明的医师，才能知道这一切。

"往者为逆，来者为顺，明知逆顺，正行无问。逆而夺之，恶得无虚，追而济之，恶得无实。迎之随之，以意和之，针道毕矣。"

这段经文太重要了，主要论述针刺"神"和"机"的技术。

"往者为逆，来者为顺"，即是论述针刺的方向，能使"气至"者为正确的方向，使"气至"消退的方向即是逆的方向。

"明知逆顺，正行无问"，即是说只要知道了逆顺的含义，就大胆去刺，不要再问了。

这两句经文说明，用针刺中"神"和"机"，是以"气至"为佐证。要求在针刺"神"和"机"时一定要出现"气至"。

"逆而夺之，恶得无虚，追而济之，恶得无实。迎之随之，以意和之，针道毕矣"，这段经文是论述，调整"气至"程度的针刺技术。

"逆而夺之，恶得无虚"，则是说将针向后迎，"气至"还能不减少吗？

"追而济之，恶得无实"，即是说将针往内推，还能不使"气至"增加吗？

"迎之随之，以意和之"，即是说将针随便迎或随，就可调和"气至"的程度。

"针道毕矣"，即是说针刺"神"和"机"的技术就是这些了。

"凡用针者，虚则实之，满则泄之，宛陈则除之，邪胜则虚之。《大要》曰：徐而疾则实，疾而徐则虚。言实与虚，若有若无；察后与先，若存若亡；为虚与实，若得若失。"

经文中的"凡用针者"即是所用的针。"虚则实之"即是说针尖处在虚的状态下，应使其变实。"满则泄之"即是说针尖在实的状态下，应变得虚一些。"宛陈则除之"即是说针尖遇到硬的东西，如肌腱、韧带、疤痕等，再刺不进去时，将针往后退，改变方向再刺。"邪胜则虚之"即是说针刺入后，如果出现疼痛等感觉较强时，应使其减弱一些。

这四句经文，即是针刺"神"和"机"的原则。

"《大要》曰：徐而疾则实，疾而徐则虚。"大意是《大要》说：针慢慢往进刺，很快出现"气至"即证明针尖已实。"疾而徐则虚"即是说针往进推的速度较快，出现"气至"仍很慢，证明针尖还在虚处。

"言实与虚，若有若无；察后与先，若存若亡；为虚与实，若得若失。"后三句经文，皆证明"徐而疾则实，疾而徐则虚"的情况非常少见。

以上解读的经文，可能只是上古时代的冰山一角、沧海一粟。尽管如此，足以证明当时古人探索、研究和发现用小针刺"神""机"治病的深度和广度。

简而言之，中国古代医学家早在上古时代，即开创了针刺"神""机"治病的先河。并通过活体解剖等研究，发现"机"的内部能自由

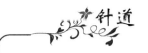

传递出入信息。在针刺时，不仅要刺中"神""机"，而且通过迎、随调整，使"气至"达到最佳程度。

由此可知，早在上古时代，中国古代医学家称躯肢神经为"神""机"。当然也是探索、研究和发现人体神经系统的开始。

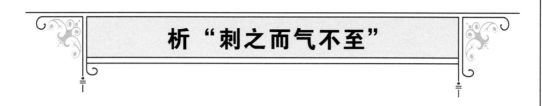

析"刺之而气不至"

《灵枢·九针十二原》曰:"刺之而气不至,无问其数;刺之而气至,乃去之,勿复针。"

现在能查到最早解读该段经文的资料是《黄帝内经灵枢注证发微》(明·马莳著),其注解为:"凡刺之而气尚未至,当无问其数以守之,所谓如待贵人,不知日暮者是也。若刺之而气已至,则乃去针耳。"后世医家多参考此文解读。

我认为这种解读不符合经文原意。因为"刺之而气不至,无问其数"特论"刺",并无"守"和"等"之意。马莳加"以守之"和"所谓如待贵人,不知日暮者是也",完全是画蛇添足,多此一举。不仅没有解读清,反而违背了本意。

实情是,大约在先秦前,中国古代医学家已确认,用毫针刺穴位,如能出现"气至",即可获得确信疗效。为此,古人大力研究针刺出现"气至"的技术。由此即出现了不同的"气至"技术,如论针刺的次数(三、六、九等)、深浅(浅、中、深)等多种出现"气至"的技术。经临床实践家深入研究,认真分析,最后才总结出可概括所有出现"气至"技术的方法,即是"刺之而气不至,无问其数;刺之而气至,乃去之,勿复针"。这虽为经验之谈,但已明确了"气至"是用毫针刺出来的,而不是等候出来的。

《灵枢·九针十二原》在论述微针刺经脉治病技术时,特在最后选用该句经文,这一安排非常有价值。因其将该句经文当成判断是否刺中经

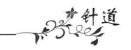

脉的唯一标准和核心技术。人体的经脉——躯肢神经，位于体表深部，临床实践家用眼睛看不见，只能估计经脉所在位置和深度而刺。如果一次没有刺中，改变角度和深度再刺，直到出现"气至"，即证明刺中经脉。因此，可以说："经脉若刺中，气至为佐证。"

认识不同，各自演变。几千年过去了，针刺经脉的核心技术"刺之而气不至，无问其数；刺之而气至，乃去之，勿复针"，变成了多种针刺技术中的一种。这种演变，不仅使该方法失去了核心地位，而且使可被针刺中的经脉——躯肢神经，变得扑朔迷离，难认难解。

值得庆幸的是，古代临床实践家一直热爱和喜欢运用该法。直到今日，该方法不仅一枝独秀，而且还是临床能取得确信疗效的最佳方法。

如能恢复该方法的地位，不仅能提高临床疗效，而且对探讨针刺经脉——躯肢神经治病颇为有益。

析"刺之要，气至而有效"

《灵枢·九针十二原》曰："刺之要，气至而有效，效之信，若风之吹云，明乎若见苍天，刺之道毕矣。"

"刺之要，气至而有效"，即是说针刺的要害，就是一旦出现"气至"就能获得疗效。

"效之信，若风之吹云，明乎若见苍天"，即是说确信的疗效，如同风吹乌云散，立刻见晴天。

"刺之道毕矣"，即是说针刺治病的道理就是这些，再没有什么说的了。

该段经文原为经验总结，用正说的方式描述了能获得独特疗效的最佳针刺技术。言外之意，即是说这种方法快而疗效好，其他方法皆黯然失色。

认识不同，理念演变。在两千多年后的今天，将刺中经脉出现"气至"以获得独特疗效的技术，变成多种针刺技术中的一种。由此，不仅严重影响了临床疗效，而且对躯肢经脉的认识也乱了方寸。

氣至而去

佳順發

浅析"节之交，三百六十五会"

浅析"节之交，三百六十五会，知其要者，一言而终，不知其要，流散无穷。所言节者，神气之所游行出入也，非皮肉筋骨也。"

《灵枢·九针十二原》曰："节之交，三百六十五会，知其要者，一言而终，不知其要，流散无穷。所言节者，神气之所游行出入也，非皮肉筋骨也。"该段经文问世后，很多医学家诠释承用。经查阅不同版本的《黄帝内经》，多将"节"理解成"关节腔间隙"或"关节"，我认为这类解读都是欠妥的。

首先说，"非皮、肉、筋、骨也"之论述，明确肯定了"节"是骨以外之物，而关节、关节腔间隙仍属骨范畴。除此之外，还不能自圆其说。

其一，三百六十五个气穴均分布在关节腔间隙是不准确的。因为很多气穴（承山、承筋、足三里、内关、外关等），就根本不在关节腔间隙。

其二，关节腔间隙，为神气游行出入之处，令人难解。因为关节腔中，主要为关节液，这些液体进行交叉形成会，再使神气游行出入，显然是不可能的。

要想正确解读该段经文，除了弄懂"节"的基本含义外，还要注意经文对"节"的特殊界定。

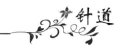

该段经文实为三段。第一段为"节之交，三百六十五会"，也是核心段，因后两段都是说明第一段。

第二段为"知其要者，一言而终，不知其要，流散无穷"。意为"节之交，三百六十五会"非常难懂，如知道它的要害，一句话就说明白了；要是不知道其要害，就会漫无边际地乱说。

第三段为"所言节者，神气之所游行出入也，非皮肉筋骨也"。即是用一句话说清了"节"能使神气游行出入，又不是皮、肉、筋、骨。这样就将经文中描述的"节"，限定在既能交叉形成三百六十五会，又能使神气自由出入，还区别于皮、肉、筋、骨等组织。"节"这个特定组织，究竟是人体的什么组织？具体在什么部位？全然不知。要想找到经文中描述的"节"，现在只能根据人体的解剖、生理知识等，对比分析其结构和功能与"节"相似的组织。如果能找到此类组织，不仅可以证明该段经文的真实性，而且可以进一步验证其科学价值。

我发现，位于脊髓前外侧沟的神经根（细）丝和后外侧沟的神经根（细）丝，就是该段经文中描述的"节"。前、后神经根（细）丝，分别按节段进行交会，形成前根和后根，两根再相交形成脊神经的特殊形状，就与经文中描述的"节之交"非常相似。有些脊神经在出（入）椎间孔后，又会聚成神经丛。然后又经交叉、聚合等，形成不同的神经，分布在躯肢不同的部位，分别支配不同的器官和组织。分布在全身的各条神经，绝大多数都能自由传递出（入）信息（运动、感觉等），又不是皮、肉、筋、骨。

著名的医学家盖伦（Galen，公元 130 ~ 200 年）切开羊脑后，发现脑是空的，在这些空心的腔室中有液体。他认为感知被大脑所记录，运动被大脑所启动，都是由体液通过神经到达脑室和离开脑室的流动而实现的。他的这种观点一直延续了将近 1500 年。

1751 年，一本《电的试验和观察》问世了，提出了神经"电缆"论。后来意大利科学家 Luigi Galvani 和德国生物学家 Emildu Bois – Reymond 证明，神经受到电刺激时会引起肌肉颤动，同时脑本身也可以产生电流。这些发现最终取代了"神经通过液体的流动而与脑相联系"的观点。

大约在 1810 年左右，Bell 通过切断动物的背根（后根）和腹根（前根）观察发现，仅切断腹根（前根），才会引起肌肉的麻痹。随后，Magendie 证实，背根（后根）将感觉信息传入到脊髓。Bell 和 Magendie 由此推论："每根神经都是电缆的复合体，其中一些纤维将信息传入到脊髓和脑，而另一些则将信息传送到肌肉。但是对于每一根感觉和运动神经纤维而言，信息传递则表现出严格的单方向性。这两类神经纤维在它们全长的大部分都是包裹在一起的，只是当它们要进入或离开脊髓时才独立开来。

上述资料证明，外国医学专家真正搞清脊髓前根和后根，以及周围神经传递运动和感觉信息的通路，只是几百年前的事情。而在 20 世纪出版的有关神经解剖和图谱等书，多详细描述了位于脊髓前外侧沟的神经根（细）丝和后外侧沟的神经根（细）丝。而中国古代医学家早在几千年前就论证了，现代可通过解剖和神经生理研究发现脊髓前外侧沟的神经根（细）丝和后外侧沟的神经根（细）丝，特称其为"节"。并明确肯定，躯肢神经传递出（入）信息，是分别通过前神经根（细）丝和后神经根（细）丝来自由传递的。

"节之交"是指位于脊髓前外侧沟和后外侧沟的神经根（细）丝，相交形成前根和后根，再相交形成脊神经，多次相交后，分别形成躯肢不同部位的神经。在躯肢被刺的三百六十五个点，即是刺躯肢神经的相对固定点。所以，中国古代医学家特将相对固定的三百六十五个针刺部位，称为"节之交，三百六十五会"。

综上所述可知，"节之交，三百六十五会……所言节者，神气之所游行出入也，非皮肉筋骨也"之论述，相当于是中国古代医学家对现代神经解剖、神经生理等科研成果的总结，成就巨大，价值非凡。我们必须高度重视，认真继承和深入研究，促使中国针刺经脉治病沿着科学道路快速发展。

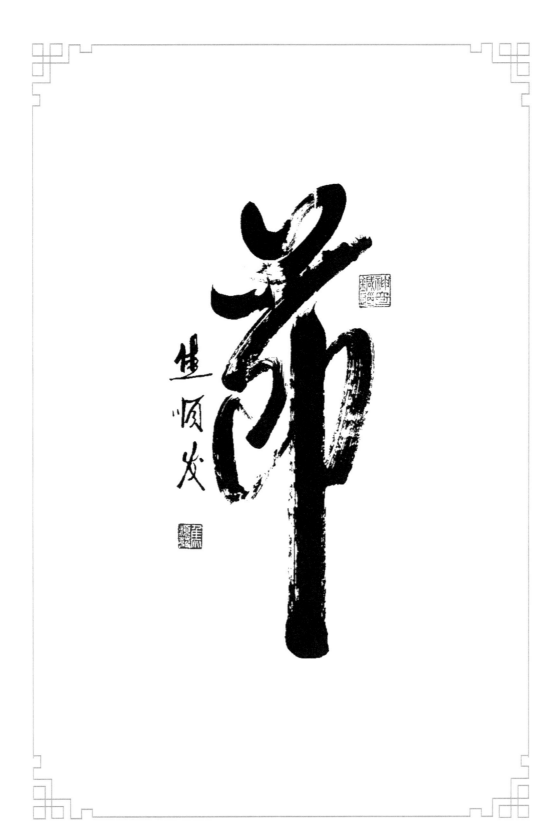

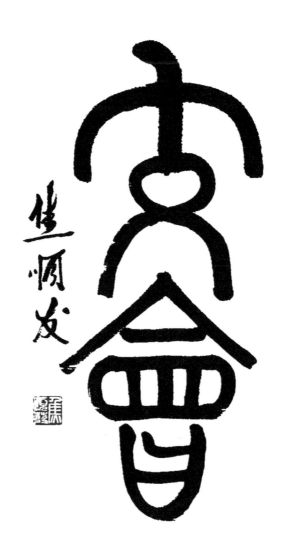

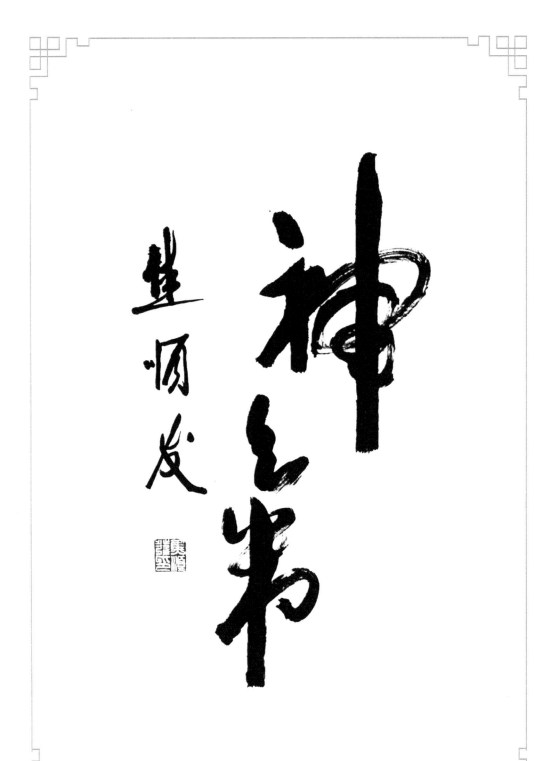

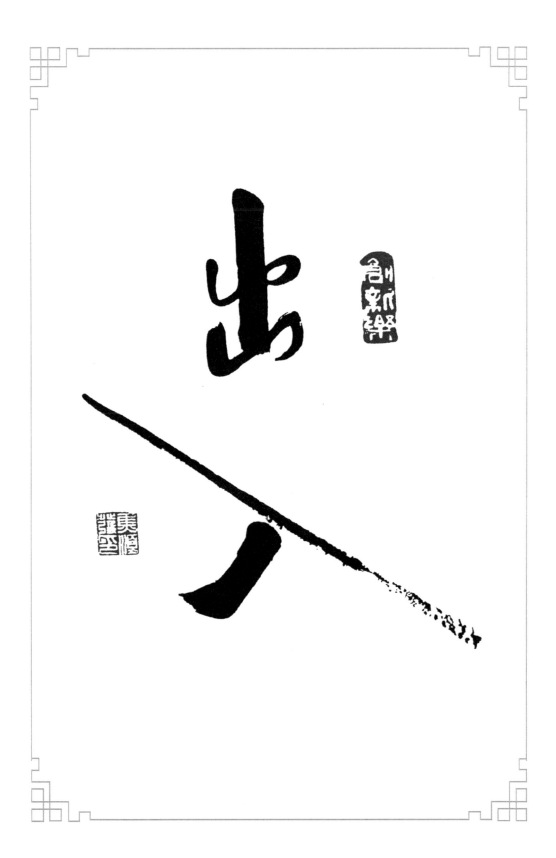

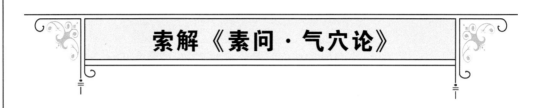

索解《素问·气穴论》

　　《素问·气穴论》是一篇非常有价值的科研性论文。从结构和内容可知，它不是出于一时一人之手，而是古代医学家在总结古经文的基础上，经过不断试验、实践，不断完善而成的论文。据此推测，该篇论文中一些证据和论点，下限至少在先秦或两汉以前。由于过去对原文解读有误，使其真意一直尘封于原文之中，也对中国古代针刺经脉治病的发展造成了重大损失。现据原文之意，进行索解。

一、明确了"穴位"和"气穴"的概念

　　经文详细描述了"穴位"与"气穴"的概念。即"穴位"是针自由穿行的部位。"凡三百六十五穴，针之所由行也"即是佐证。而"气穴"则是用针在穴位不同层面、角度进行针刺，一旦出现明显"气至"，则为"气穴"之处。"气穴之处，游针之居"即是佐证。

　　"气穴"的出现，不是一个简单的科研成果，而是中国古代针刺经脉治病的一件大事，也可以说是一个里程碑。因为，它不仅正确表述了针刺部位的内涵，确立了针刺经脉治病的核心技术，而且给系统论述针刺经脉治病的原理奠定了基础。

二、探索出现"气至"的原由

　　为了彻底弄清出现"气至"的原由，中国古代医学家对尸体解剖、针刺试验等进行了广泛、深入而持久的研究，最终发现"气穴之处"（出

现气至的部位），就在肌肉之间，溪谷之会。"肉之大会为谷，肉之小会为溪，肉分之间，溪谷之会"即是佐证。中国古代医学家仅留有文字，没有照片（也不可能有照片，因那时还没有发明照相机）。现代人体解剖书中，肌肉的彩图非常清晰，不仅能看到每块肌肉的形状，而且能看清肌肉之间的谷和溪。

在《素问·气穴论》中，即有"肉之大会为谷，肉之小会为溪"等记载。据此证明，中国古代医学家早在几千年前，即进行尸体解剖观察发现了人体的肌肉、肌肉之间隙，特称其为谷和溪。"肉分之会"句中的"会"是指位于肌肉之间的经脉之会。"三百六十五穴会""三百六十五脉"即是佐证。以上结论，只有在行解剖时将肌肉、肌肉间的谷、溪彻底暴露出来，才能发现溪、谷之间的会（或脉），并且用针刺在其上，出现明显"气至"，多次试验，反复证明，最后才能确认"肉分之间，溪谷之会"。

现代神经解剖等知识证明，躯肢肌肉之间，分布着神经干或分支。用针等刺激，即可在所支配的部位出现感觉异常和（或）肌肉抽（跳）动等。这些反应类似于中国古代医学家描述的"气至"（得气）现象。据此证明，中国古代医学家，早在几千年前，就发现针刺在位于肌肉之间的躯肢神经上，即能出现明显的"气至"（得气）现象。

三、成就伟大，绝对保密

上述科研成果价值非凡，意义重大。它不仅说清了"气穴"的概念和来龙去脉，还搞清了出现"气至"的原由，解决了针刺出现"气至"治病的疑惑。可谓成就伟大，应绝对保密。"帝乃辟左右而起，再拜曰：今日发蒙解惑，藏之金匮，不敢复出。乃藏之金兰之室，署曰气穴所在。"即是佐证。

该篇经文在《素问》刊出后，由于对原文解读有误，使其原意一直尘封于《素问·气穴论》中。由此使《素问·气穴论》的原意，一直没有显露出来。单从保密角度看，错解对《素问·气穴论》还是有意义的。

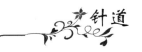

因在《素问》中刊登后，即彻底公开。但由于后人对其解读有误，使其真意一直尘封于《素问·气穴论》之中，由此使其原意无形得到彻底保护。

笔者今日解读《素问·气穴论》，其依然绚丽多彩，光宗耀祖。其像航海的灯塔，继续照亮中国针刺经脉（躯肢神经）治病的航程。

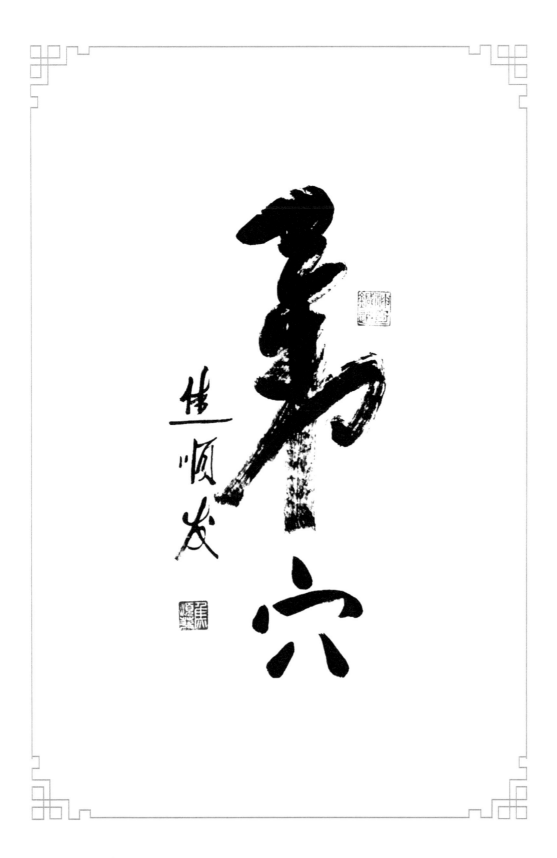

气与神经系统

这里所讲的"气"不是空气的"气"，也就是说不是人呼吸的"气"，而是中国古代医学家针刺躯肢神经时，突然出现的"气"。

中国古代医学家早在上古时期就用针刺治病，用针在躯肢特定部位刺，如果病人突然出现酸麻胀抽等感觉，针后即可出现疗效。由于这种现象出现的快而突然，医学家特称其为"气"。这就是最早描述气与针刺的关系。随着"气"字的广泛使用，有关针刺时出现"气"的说法越来越多。后在《灵枢经》中设《行针》篇专门解读有关论述。

"黄帝曰：其气与针相逢奈何？数刺乃知，何气使然？针入而气逆，何气使然？"因解读偏误，使气与针刺治病的关系深陷迷茫。后来，出现了"气至"并广泛使用。"气至"的发展和演变，对中国针刺周围神经治病有重大影响。

因为出现"气至"，即可获得较好疗效，又出现了"气至而有效"和"气至而去"的观点。随着时间的的推移，"气至"也出现了很多变异。如"经气至""谷气至""气调""气和""气下""得气"等，即是部分佐证。

《素问·针解》曰："经气已至，慎守勿失者，勿变更也。"即是"经气至"的佐证。有"经气至"，肯定在人体有经。因为"经气至"是将针刺在"经"上出现的"气至"。

比"经"大的称"大经"。《灵枢·癫狂》曰："刺项大经之大杼脉。"即是佐证。

比"大经"还大的称"奇经"。王冰注解《素问·骨空论》中之督脉时说："督脉，亦奇经也。"即是佐证。

说到这儿大家就知道，中国古代医学家早在几千年前就发现了人体的"经"，并针刺"经"治病。在项后脊椎旁的大交叉，称"大经"，进入脊椎管的称"奇经"。（作者注：这个系统就是现代医学中的神经系统。）"经气至"就是用针刺在躯肢的"经"上出现的"气至"。出现"经气至"获得的疗效，就是针刺躯肢神经获得的疗效。

这么大的事件，这么好的科研成果，竟然因解读经文偏误，使其深陷在错解之中。真令人心碎。

再说"谷气至"。《灵枢·终始》曰："凡刺之属，三刺至谷气。邪僻妄合，阴阳易居，逆顺相反，沉浮异处，四时不得，稽留淫泆，须针而去。故一刺则阳邪出，再刺则阴邪出，三刺则谷气至，谷气至而止。所谓谷气至者，已补而实，已泻而虚，故以知谷气至也。"

这段经文，详细论述了"谷气至"。首先说在针刺时，由浅到深，分三次刺而使"谷气至"。一旦"谷气至"，即能治愈很多顽疾。所以要求达到"谷气至"。

据经文论述，只知道"谷"在躯肢较深的部位，并没有说清确切位置。

《素问·气穴论》曰："帝曰：善。愿闻溪谷之会也。岐伯曰：肉之大会为谷，肉之小会为溪，肉分之间，溪谷之会，以行荣卫，以会大气……溪谷三百六十五穴会。"

这段经文说清了"谷"在"肉分之间"，也称"溪谷之会"。什么是"溪谷之会"？位于"溪谷之间"的会就叫"溪谷之会"。此时还没有说清什么在此会合。但已经知道将针刺在这个会合点上，即可出现"谷气至"。医学家将这个"会合点"称"气穴"。

《素问·气穴论》就是专门论述"气穴"的。由此而知，"气穴"与"穴位"不同。"凡三百六十五穴，针之所由行也""气穴之处，游针之居"即是佐证。之后，即出现了"中气穴""必中气穴"等。

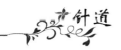

从"气至"到"谷气至"，从"气穴"到"中气穴""必中气穴"是认识的深化，是从量变到质变的过程。以前只知道出现"气至"，后来知道在肉分之间的溪谷之会针刺可出现"谷气至"。能出现"谷气至"的这个点，即是"气穴之处"。"中气穴""必中气穴"就是将针刺在这个"会合点"上，出现"谷气至"以治疗疾病。我的研究证明，这个"会合点"即是躯肢神经的分布点。翻开神经解剖书，就能清楚地看到肌肉之间分布的周围神经。

从我解读的这段经文可知，中国古代医学家已经把用针刺躯肢神经治病的方法说透了，只是后人没有读懂这些原文，使其悬疑迭起，深不可测。

关于"气至而有效""气至而去"这两句经典，只知源于很久之前，不知确切年代。后在《灵枢·小针解》解读曰："气至而去之者，言补泻气调而去之也。"这个解读是欠妥的。《灵枢·终始》对"气至而有效"解读更离奇。"所谓气至而有效者，泻则益虚，虚者，脉大如其故而不坚也，坚如其故者，适虽言故，病未去也。补则益实，实者，脉大如其故而益坚也。"即是佐证。

以上两段解读，使经文的真意深陷在迷茫之中。真是令人哭笑不得。幸运的是，在之后探究经文真意的不乏真人。不知道多少代医学家，通过上千年的努力，终于突破重围，在迷茫之中，发展出了"气至而有效""气至而去"。

《针灸甲乙经·针道第四》曰："刺之而气不至，无问其数；刺之而气至，乃去之，勿复针。刺之要，气至而有效。效之信，若风之吹云，昭然于天（《灵枢·九针十二原》作"明乎若见苍天"），凡刺之道毕矣。"即是佐证。

"气至而去"变成"刺之而气不至，无问其数；刺之而气至，乃去之，勿复针"。其价值在于明确了"气至"是针刺出来的，而且确认被刺的组织很难刺中，一次刺不中再次，直到刺中。一旦刺中即出针，不要再刺了。

"气至而有效"变成"刺之要，气至而有效。效之信，若风之吹云，昭然于天（明乎若见苍天），刺之道毕矣"。其首先将"气至而有效"提升到针刺治病技术的核心。强调最有效的环节就是出现"气至"。一旦出现"气至"，就会有确信的疗效，如同乌云吹散，立刻见苍天一般。

说白了，能出现如此神奇的疗效，就是将针刺在躯肢神经上而获得的。因为只有将针刺在周围神经上，才会突然出现"气至"现象。反之，则不然。遗憾的是因后世对《灵枢·九针十二原》的解读欠妥，使其受到很大影响。

最后，我讲讲《灵枢·行针》篇中的名句。"黄帝曰：气与针相逢奈何？""气与针"即是气和针，"相逢"即是相遇，合起来即是气和针相遇。此处的"气"不是空气的气，特指在针刺时突然出现的"气"。就是在针刺时突然出现的"气至"现象，更确切地讲就是针刺中躯肢神经，突然出现的"气至"现象。

"气与针相逢"仅有五个字，就把针刺中周围神经所突然出现的"气至"现象，描写得出神入化。真是精彩绝伦，妙不可言。

"针已出而气独行"这句经文比较难解。首先说"针已出"绝对不是平常的出针，而是在针刺中周围神经，将针保留不动，针尖还在神经中，这时将针往外拔。在这种情况下拔针，因为针尖离开周围神经时，仍然是一种刺激，所以在这个瞬间还会有短暂的"气至"现象出现，医学家特将其描述成"针已出而气独行"。

真是观察的细，描写的好。由此而知，中国古代针灸学家不仅是科学家，还是文学家。这就是中医的文化，读不懂这些，就会很难明白其中的道理。

"数刺乃知"中的"数刺"即是数次针刺，"乃知"就是知道了，合起来就是，经过数次针刺才知道。

这句经文是说，人躯肢的周围神经比较难刺，一次刺不中，再刺，有时需要几次才能刺中。因躯肢的周围神经位于比较深的部位，当然眼睛看不见针是否刺中。所以，才出现了"数刺乃知"的绝句。"知"首

先是指病人知道，因为一旦用针刺中其神经，即突然会感到酸麻胀抽等异常感觉。所以，病人最先知道，但有经验的医师也会知道。因为病人出现异常感觉，立刻就有表达和反应。再者，医师持针的手，有时会感觉到针尖处，突然出现沉、涩、紧等感觉。因为医师和病人都会知道，所以，特意用了"知"字。

"数刺乃知"只有四个字，如此简单，就将数次才刺中周围神经，描述的准确无误。真好！

"针入而气逆。""针入"是指在特定的瞬间刺入。具体讲，就是针已刺中了周围神经，并出现了明显的"气至"，就在这时，再将针往进刺入。"而气逆"即是使"气至"消退。合起来讲，即是在刺中周围神经出现"气至"时，如果再将针往进刺，"气至"就消退了。这是怎么回事呢？因为，此时再往进刺，使针离开了已刺的周围神经。所以，马上就使"气至"消失的一干二净，这就是"针入而气逆"的基本含义。观察的多么准确，描写的多么到位。真是神来之笔。

遗憾的是因后世对《灵枢·行针》篇的错解，使其深陷迷茫之中。

以上我讲的这些记述，是中国古代医学家将针刺在周围神经上，出现种种现象的如实记载。其能穿越时空，唤醒几千年的记忆，使中国古代医学家针刺躯肢神经治病的事实，恢复原貌，再现辉煌。

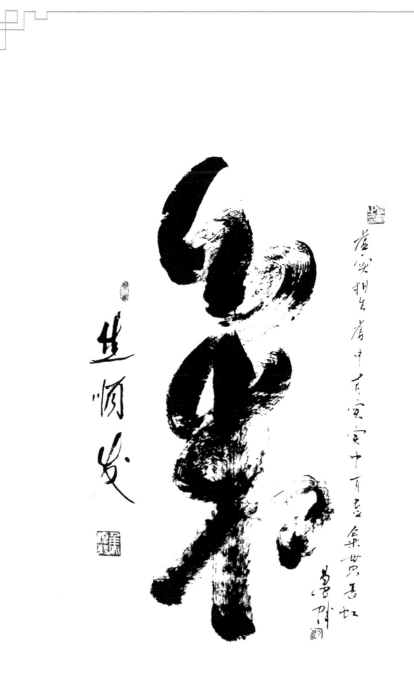

生順發

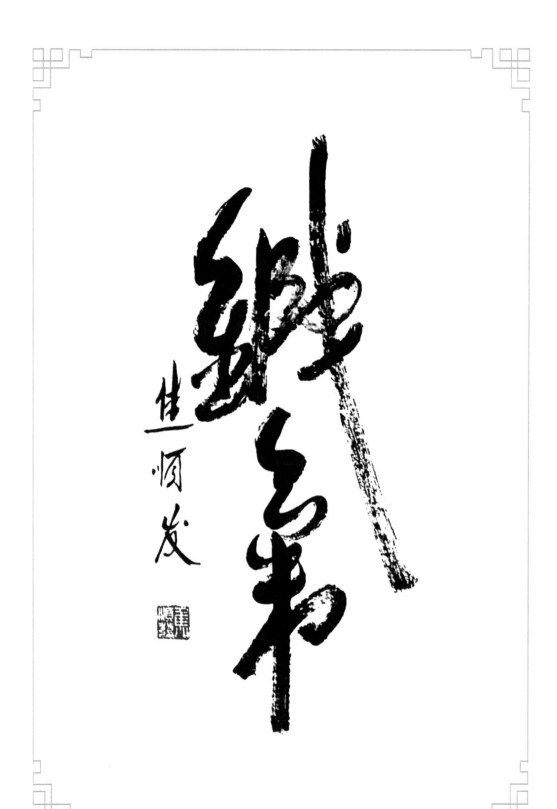

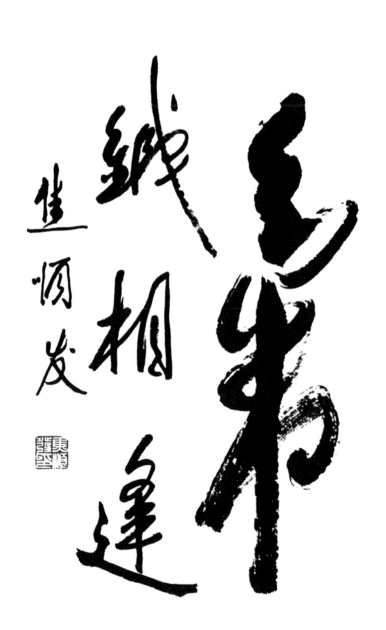

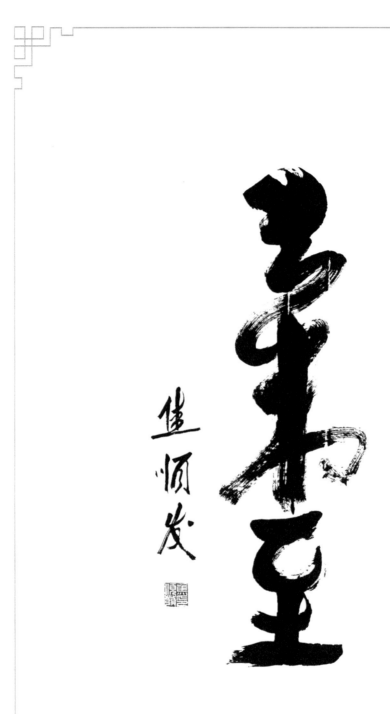

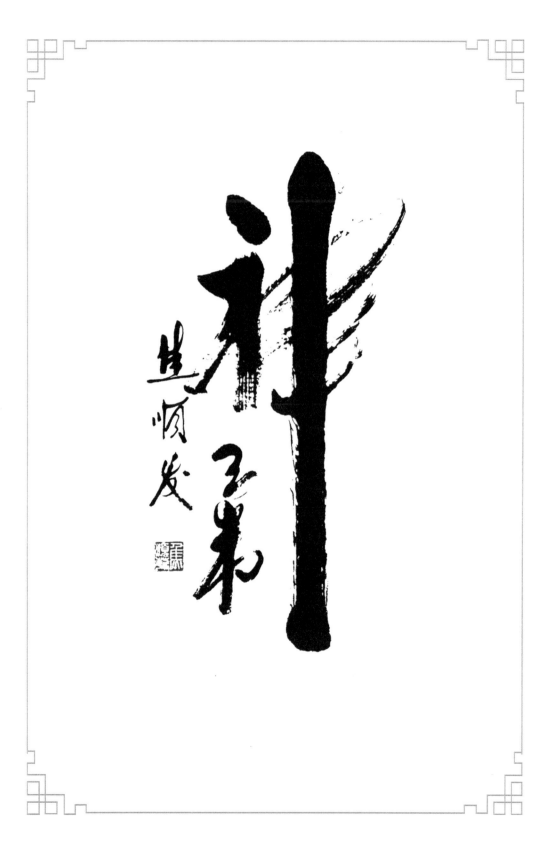

笑谈"督脉"数千载

"督脉"是中医耳熟能详之词，但能说清"督脉"的人就少了，会使用"督脉"的人就更少了。也正因为如此，几千年了，"督脉"仍然处于闲置状态。真是令人哭笑不得。

按理说"督脉"很好理解。因"督"有监管、察看之意。"督脉"就是统督全身之脉。《针灸甲乙经·奇经八脉》曰："《难经》曰：督脉者，起于下极之俞，并于脊里，上至风府，入属于脑，上巅循额至鼻柱，阳脉之海也。"文中的"阳脉之海"即是佐证。

既然"督脉"统督全身之脉，全身的脉就应归属于"督脉"，这是再清楚不过的事了。但遗憾的是，在几千年后今天，中国针灸学中的十二经脉，不是以"督脉"统督的，而是体表与脏腑属络的。

这到底是怎么回事呢？为什么会这样？此时，有人会说，当代针灸学用的十二经脉，源于《灵枢·经脉》篇，老祖宗留下来的还会有错。说起《灵枢·经脉》篇，真是还要多说几句。中国当代针灸学中用的十二经脉，确实源于《灵枢·经脉》篇，大家仅是承用，很少能说清其中的奥妙。不信，我说说大家就明白了。

首先说《灵枢·经脉》篇是非常高级的科学论文，绝对出于高人之手。其不是要求大家承用文中的十二经脉，而是要告知世人，文中所述的十二经脉，就是人体的动脉。文章通过摆事实，讲道理，说清了问题。现有原文，翻看即知。

再说"刺脉"治疗，早年确实有过。《素问·针解》篇曰："一针皮，二针肉，三针脉，四针筋，五针骨。"即是佐证。但随着刺脉时出现的事故增加，慢慢用的就少了。

我讲到这个份上，大家就明白了，不是不想用，而是不会用，因为谁都说不清"督脉"是怎样统督全身的经脉。

我认为脊骨空里（脊椎管内）髓、大经，皆属于"督脉"之范畴。经文所描述的筋、经、经脉、脉，皆属于"脉"的范畴。这样就明确了"督脉"的概念和"脉"的范畴。由此而知，凡是位于脊骨空里的髓、奇经、经络之海，皆指"督脉"。位于躯肢的筋、经、经脉等，只要是进入脊骨空里，归为"督脉"，都是"督脉"所统督的。

这里我要特别说一下"节"字。"节"字在针灸学中有多种用法，其中有用"节"字表述"督脉"统督全身之脉的。如《素问·五脏生成》曰："诸筋者皆属于节。"句中的"节"字，就指位于"督脉"旁的"节"。另外，"节之交，三百六十五会""所言节者，神气之所游行出入也"经文中的"节"字，皆指位于"督脉"旁的"节"。此时，大家还不清楚"节"究竟是什么。确切地讲是位于"督脉"旁的细丝。在经文中找不到这种描述，仅有"诸筋者皆属于节"之论述。但在神经解剖书中能清晰地看到位于脊髓旁的是诸多神经根细丝，因为脊髓位于脊椎管内，当然是中医发现的"督脉"了。（作者注：脊髓是"督脉"。脊髓旁的神经根细丝，是"督脉"旁的"节"。）

读懂了"节"字，就知道"节之交，三百六十五会"之意就是位于"督脉"旁的"节"通过交叉，形成了三百六十五个会。位于三百六十五个会的经脉，当然由"督脉"统督了。这不仅是中医的科研成果，更是中医的文化。

《针灸甲乙经·奇经八脉》曰："冲脉、任脉者，皆起于胞中。上循脊里，为经络之海。"即是"督脉"统督冲脉、任脉的佐证。

《针灸甲乙经·卷之三》曰："大椎在第一椎骨陷者中，三阳督脉之会。"大椎是一个气穴的名称和位置，其承载着三阳脉会入督脉的科研成果。"第一椎骨陷者中"指第七颈椎棘突之上。三阳督脉之会是三阳经和

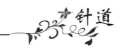

督脉相会。此处的直下，即是臂丛神经会聚于颈髓后形成的颈膨大之处。这就是"奇经"统督"经"的例子。"督脉"统督的内容还有很多，容后再讲。

有人会说，为什么一定要"督脉"统督呢？这是必须的。因为"督脉"统督讲的是人体经脉的结构特征。只有"督脉"统督，人体的经脉才能成为系统。不然针刺躯肢经脉，通过调和平衡达到治病的目的即成为空话。因位于躯肢的经脉，不进入脊椎管内形成督脉（脊髓），是不能调和平衡的。

《针灸甲乙经·针道第四》曰："节之交，三百六十五会……所言节者，神气之所游行出入也，非皮肉筋骨也。"经文中的"节"即是位于"督脉"旁的细丝。"神气之所游行出入也"即是说早在上古时代，所用的"粗守形，上守神。神乎神，客在门"中的"神"之气自由出入。

《灵枢·九针十二原》曰："黄帝曰：愿闻五脏六腑所出之处。岐伯曰：……节之交，三百六十五会，知其要者，一言而终，不知其要，流散无穷。所言节者，神气之所游行出入也，非皮肉筋骨也。"这段经文用于此，即告之世人，五脏六腑所出之处，皆在"督脉"旁的"节"，因其能使"神"之气自由出入。用现代语言讲，即是脊髓旁的神经根丝，是五脏六腑所出之处。据神经解剖、生理知识可知，脊髓的神经根丝能自由传递运动（出）、感觉（入）冲动的信息。

在此，我要强调一下，古代医学家称"脊骨空里髓"，这是确信无疑的。一些人只知道"督脉"位于"背中央"，并针刺"督脉"治病。这个认识不到位，表述不准确。因为"督脉"是绝对不能刺的，一旦误伤，将会发生严重后果。《素问·骨空论》曰："督脉生病治督脉，治在骨上。"一语道破。再者，《素问·刺禁论》曰："刺脊间中髓，为伛。"即是说在棘突间针刺，一旦刺伤脊髓，就会出现痉挛性瘫痪。所以，绝对不能说刺督脉治病。

下面我讲据"督脉"之节选气穴（会）治病。

为什么要讲这个题？因为据"督脉"之节选气穴（会）治病，是中医选气穴（会）治病规律中最重要的规律，也是最有效的规律。所以我才特意讲这个题。

中医针刺治病的医学家们在疾病确诊后，立刻选3～5个气穴（会）进行针刺，常可获得疗效或显效。他们的这种绝技是老师口对口，手把手传的，一代一代传承、弘扬。大家都用的比较到位，但真正能说透道理的就少了。

在当代有不同的中医院校，很多针灸医师都是学院毕业的。他们不仅掌握了老师的经验，还系统学习了相关理论，其中就有选穴规律。他们运用临床经验和有关选穴规律，确实能治愈很多病，这些都是事实。

但不可否认的是，一些医师对经典医著描述的一些经验和规律，还是未能说透和用好。如"募穴""背腧""四海""四街"即是部分内容。

我认真研究后发现，中国古今选气穴（会）治病的经验和规律很多。据"督脉"之节选气穴（会）治病，是这些规律之中最重要的规律，也是疗效最好、最易掌握的规律。

什么是据"督脉"之节选气穴（会）治病的规律？

要讲这个问题，先得说清"督脉"之节。"督脉"之节，即是位于"督脉"旁的"节"，确切地讲即是位于"督脉"旁的细丝，特称其为"节"。据"督脉"之节选气穴（会）治病的规律，即是据"督脉"旁的细丝，支配躯肢经脉的规律选气穴（会）治病的规律。

这个规律是中国古代医学家几千年来，在针刺治病中总结的每一个气穴（会）的主治性能和每种病证选气穴（会）经验的总规律。也可以说是中国古代医学家几千年来，用实践经验、科研成果和智慧总结出来的规律。太宝贵了，我们一定要珍惜和弘扬。

我先从"背腧"说起。

早在几千年前，即出现了"五脏之腧出于背"之说。因为医学家难解其意，后成《背腧》篇发表在《灵枢经》。

"黄帝问于岐伯曰：愿闻五脏之腧出于背者。岐伯曰：胸中大腧在杼骨之端，肺腧在三焦之间，心腧在五焦之间，膈腧在七焦之间，肝腧在

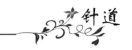

九焦之间，脾腧在十一焦之间，肾腧在十四焦之间。皆夹脊相去三寸所，则欲得而验之，按其处，应在中而痛解，乃其腧也。灸之则可，刺之则不可。"

这段经文，见于《灵枢·背腧》篇，成文在何时并不详，因在那时的"背腧"只能灸，不能针刺。

《灵枢·背腧》篇很短，正文只有146个字。这么短的内容，独立成篇，足以说明其重要性。《灵枢·背腧》篇问世后得到了医学家的高度关注和认真传承、弘扬。

《针灸甲乙经》中"背腧"穴已发展到十六对，而且每个背腧穴都可针刺治病。《针灸资生经》中"背腧"穴增加到二十对。一直到当代针灸学，"背腧"穴仍为治疗脏腑疾病的首选穴之一。每个"背腧"穴的针刺深度增加明显，治疗的病种也明显增多。这些资料证明"背腧"穴一直在发展，而且深受临床家的喜爱。但遗憾的是在临床应用的较多，深究其因者较少。岂不知"背腧"即是中国古代医学家几千年来探索、研究和发现"督脉"之节和据"督脉"之节选气穴（会）治病的典范。

具体讲一讲大家就知道是怎么回事了。如"胸中大腧在杼骨之端，肺腧在三焦之间，心腧在五焦之间"，这说明治疗肺、心疾病的"背腧"，皆分布在胸 1~5 焦之间。知道胸 1~5 焦间的"背腧"都可治疗肺、心疾病，就会知道胸 1~5 焦间所支配的经脉，被针刺后都可治疗肺、心疾病。为什么敢这样说呢？这不是随便说的，而是根据中国古代医学家几千年来针刺气穴治病总结的穴位主治性能而说的。不信，查查看，位于胸 1~5 焦之间的背后和胸前的 37 个气穴都有治疗肺、心疾病的性能。大家用这些气穴治疗肺心疾病几千年，而且能获得较好疗效，其重要原因之一，就是针刺"督脉"之节，所支配的经脉而获得的疗效。我讲的这个例子听懂了，以后的观点就好说了。

因肝俞在九焦间、胆俞在十焦间，治疗肝、胆疾病就应在（胸）7~10 焦间所支配的经脉来选气穴（会）治疗。以下类推，脏腑的疾病，可在瞬间定出范围。

在其范围选气穴时，也有很多经验，其中的名、要、特穴应首选，这是几千年的选穴经验，也是据"督脉"之节选气穴（会）的最佳配方。

以"背腧"为准，已解决了在躯干据"督脉"之节选气穴治疗脏腑疾病的问题。四肢和头面部另说。

关于四肢的气穴（会），均可治疗四肢的疾病。在病变部位和邻近部位选气穴（会），效果更佳。因为针刺的经脉和疾病多在同一"督脉"之节，又因上肢的"经"通过"大经"进入"大椎"处形成"三阳督脉之会"。其位于头、面与胸、背的"督脉"之节之间，故对头面和胸背部（含肺心）疾病有效。而下肢的经脉在"督脉"的下端汇入"督脉"，与腹腔脏器的"督脉"之节相邻，所以对腹腔脏器的疾病有效。肚腹三里留，就是因为这个道理。

头面部的疾病，在头面部选气穴疗效最好。如头、脑的疾病选头盖部的25个气穴。《灵枢·海论》篇曰："脑为髓之海，其腧上在于其盖，下在风府。"即是佐证。而且我据此论之意，结合现代医学大脑皮层功能定位之理论，在相对应的头皮设刺激区，治疗脑源性疾病可获得较好疗效。五官的疾病，在其周围选气穴，即能获显效。如耳部的疾病，耳周的气穴皆可治疗，其中耳门、听宫、听会、翳风使用的频率最高，疗效也相对较好。

以上仅从不同角度讲了一些例子，实际还有很多可讲的。如胃病的病人，临床医师都知道选"中脘"。老师会说"中脘"是胃的募穴，所以疗效好。岂不知，"中脘"和胃是相同节段的经脉支配。

"督脉"之节太重要了。"督脉"之节是石破天惊的大发现，也可以说，是继"督脉"发现之后，又一个伟大的科研成果。早在几千年前，中国古代医学家即发现了脑和脊髓的胚胎和位于躯肢的"筋"。

《灵枢·经脉》曰："人始生，先成精，精成而脑髓生。骨为干，脉为营，筋为刚，肉为墙，皮肤坚而毛发长。"即是佐证。令人悲叹的是因解读偏误，一直到当代，仍视筋为肌腱和韧带，在当代白话解释为："以坚劲的筋来约束骨骼。"即是证据。

　　"筋"字的出现太宝贵了，其是中国古代医学家早在几千年前，发现人体躯肢神经的铁证。

　　后约在先秦前，中国古代医学家又论述了"督脉"之节。《素问·五脏生成》曰："诸髓者皆属于脑，诸筋者皆属于节。"句中的"节"字，就是指位于"督脉"旁的"节"，也就是"督脉"之节。令人心寒的是后代医学家又解读错了。王冰说："筋气之坚结者，皆络于骨节之间也。"此解一直影响到当代，也由此使位于"督脉"旁的"节"变到了骨节之间。所以，很多医学家一直不知道"督脉"统督全身经脉的方法。但高人就不同了，不仅能深解其意，还能有重大发现。

　　之后又出现了"节之交，三百六十五会"这句经文，真是精彩绝伦，其不仅确认了"节"就位于"督脉"旁。而且通过尸解所见，位于躯肢的三百六十五个针刺点位的下面，皆是"督脉"之节，通过交叉形成的经脉之会，特概括出"节之交，三百六十五会"的绝句。遗憾！太遗憾了，竟然这句经文又被解读错了。

　　《灵枢·小针解》曰："节之交三百六十五会者，络脉之渗灌诸节者也。"即是佐证。这句解读老师讲不清，学生听不懂，竟然视其为经典解读，一直影响当代针灸学。也由此使医学家不知道督脉如何统督全身之经脉。

　　再往后，《针经》曰："所谓节之交三百六十五会，皆神气出入游行之所，非骨节也。"《针灸甲乙经·针道第四》曰："节之交，凡三百六十五会。知其要者，一言而终，不知其要，流散无穷。所言节者，神气之所游行出入也，非皮肉筋骨也。"《灵枢·九针十二原》曰："黄帝曰：愿闻五脏六腑所出之处。岐伯曰：……节之交，三百六十五会。知其要者，一言而终，不知其要，流散无穷。所言节者，神气之所游行出入也，非皮肉筋骨也。"这类重大科研成果，均解读不妥。《黄帝内经灵枢译释》（上海科学技术出版社）在白话解时说："人体关节等部交接之处的间隙，共有三百六十五个会合处。懂得并掌握了这些要领，甚至一句话就可以讲明白，不懂得这个要领，就会漫无系统，对这些腧穴就不容易掌握了。

这里所说的节，是脉气所流行出入的地方，并不是指皮肉筋骨的局部。"即是佐证之一。

当代针灸学视这类解读为经典解读加以传承、弘扬，由此使这类重大科研成果，沉迷在错解之中。难怪中国古代医学家不会用"督脉"统督全身的经脉。因为众多的错解使位于躯肢的经脉变的悬疑迭起、深不可测。当然不知道督脉如何统督全身的经脉了。

讲到这儿大家可能就会明白，我用"笑谈'督脉'四千载"的意思了吧！

标题中的笑，有特定含义，不笑曾经解读错的专家，因为他们仍然是追求真理的科学家，只笑知错不改的那些人，因为他们不知其中的原由，误将错解奉为经典。

谈，要谈"督脉"可谈之事。因为"督脉"是早在几千年前，中国古代医学家通过尸解脊骨空，发现位于其内的"髓"能统督全身的经脉。这是多么伟大的发现。其不仅证明了中国古代医学家，早在上古时代针刺的神和机，就是被脊骨空里"髓"统督的经脉，而且证明位于躯肢的经脉，被脊骨空里的"髓"统督，使其成为一个系统。这是多么伟大的科研成果。后来，现代医学中描述的脊髓，就是指中国古代医学家早在几千年前尸解所见的位于脊骨空的"髓"。

在此我不仅要深入解读，大谈特谈，我还要呐喊！我更要疾呼！！中国古代医学家早在几千年前通过尸解即发现人体的脊髓能统督全身的神经。

中国古代医学家不读"督脉"可笑！

中国针灸学不用"督脉"可悲！

传承"督脉"者可歌！

弘扬"督脉"者可敬！

中国古代医学家能发现"督脉"，我相信当代针灸学家也能使"督脉"的运用走向灿烂辉煌。

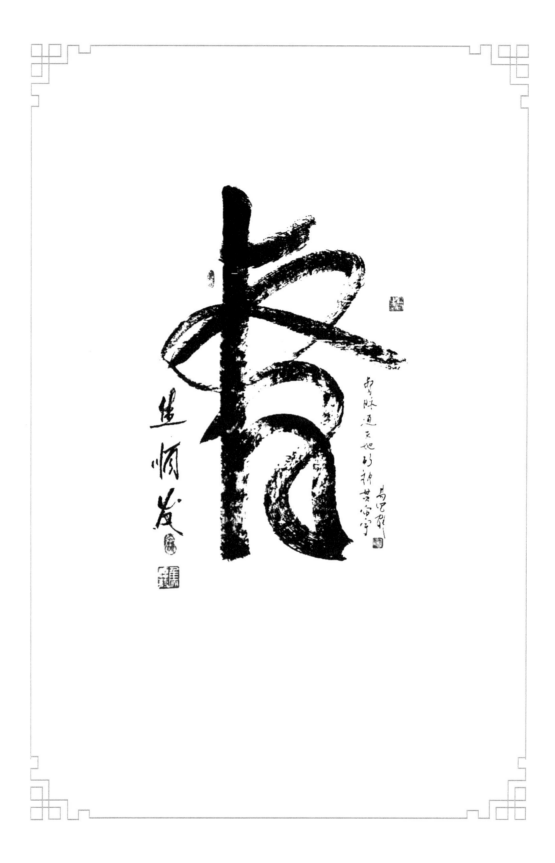

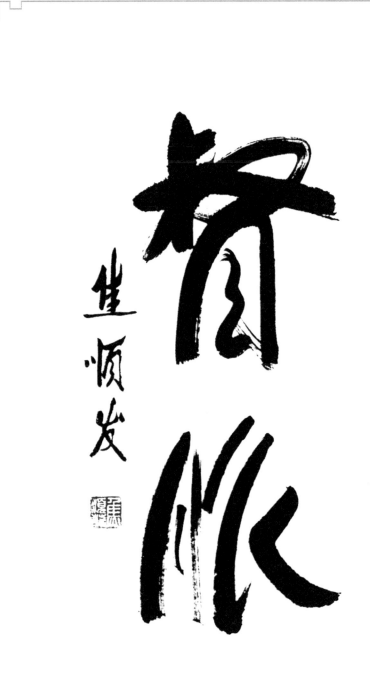

生顺发

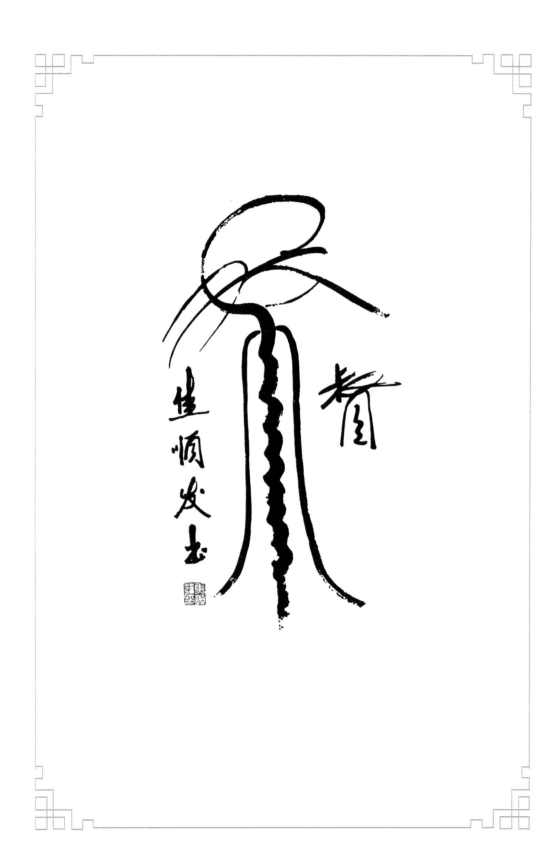

生顺发书

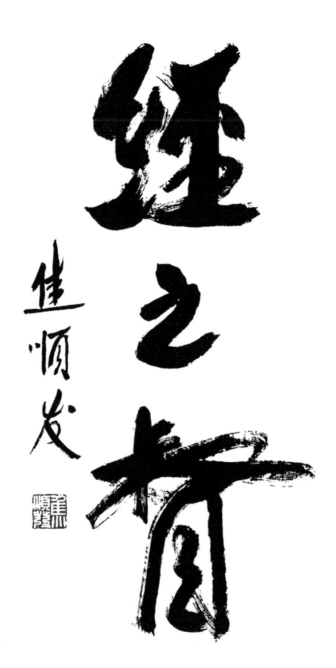

经之背

隹顺发

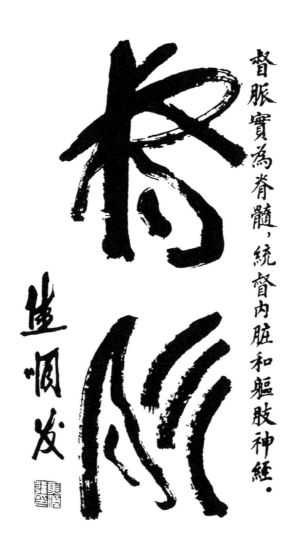

脊髓

連順發

督脈實為脊髓，統督內臟和軀肢神經。

读《灵枢·九针十二原》篇随笔

我读《灵枢·九针十二原》四十多年的感悟，曾写在《神奇针道》、《针经》两部著作里。近日想起一些情节，仍然激动不已，随笔述后。

首段中"黄帝问于岐伯曰：欲以微针通其经脉，调其血气，营其逆顺出入之会，令可传于后世"。这几句经文看似平常，含义却很深。

"欲以微针通其经脉"，即是说想用微针刺经脉。

"调其血气"，即是说调整它的血气。此说强调针刺调整血气而治病。

"营其逆顺出入之会"，即是说供养它的逆顺出入之会。但什么是逆顺出入之会？这句经文很难懂。我认为"逆顺出入之会"就是用微针所刺的经脉，或者说针刺治病的经脉，其是传递逆顺，出入信息之会。

由此而知，经文所描述的经脉，是传递逆顺出入之会。针刺其上通过调整血气而治病。

"令可传于后世"，即是说用微针刺经脉治病，肯定能传于后世。这是一个伟大的预言，作者肯定明白了，看透了，才敢这样预言。

开局即是单刀直入，直奔针刺经脉这个主题，真好！

"岐伯答曰：小针之要，易陈而难入，粗守形，上守神。神乎神，客在门。未睹其疾，恶知其原。刺之微，在速迟。粗守关，上守机，机之动，不离其空，空中之机，清静而微。其来不可逢，其往不可追。知机之道者，不可挂以发，不知机道，叩之不发。知其往来，要与之期，粗之暗乎，妙哉！工独有之。往者为逆，来者为顺，明知逆顺，正行无问。逆而夺之，恶得无虚，追而济之，恶得无实。迎之随之，以意和之，针

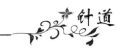

道毕矣。"

这段经文，出自于《灵枢·九针十二原》，源于上古时代。

在几千年后的今天，当我们作为学习针刺治病的人，或研究中国针刺治病历史的人，看到这段经文，就像盛开的鲜花，依然色艳味香。品读这段经文，如同挚友相逢，情真意切。真是字字珠玑，句句动情，令人激情四溢，感慨万千。

因为早在几千年之前，世界人们还没有医学概念，中国古代医学家，就用诗一般的语言，描述用微针刺经脉治病。这在医学史上是个奇迹，堪称一绝！

"小针之要，易陈而难入"，即是说用小针刺"经脉"治病，只能简单说说，深究太难了。这是真话，也是实话。遗憾的是很多人没有重视这句话。也由此，不知《灵枢·小针解》解读偏误，而影响了中国针刺"经脉"治病的发展。

"粗守形，上守神。神乎神，客在门"，即是说低劣的医生，只知道刺"形"（当时的针刺部位）治病，而高明的医生则知道在"形"中刺"神"治病。"神乎神，客在门"即是说神就像高贵的客人一样，位于"形"之中。

"未睹其疾，恶知其原"，即是说没有看见疾病，怎能知道发病的原因。

"刺之微，在速迟"，即是说神是可被针刺中的，医生的高低只有快慢之别。

在上古时代，人们视"神"为天地万物的"创造者"，而中国古代医学家就称微针刺的"经脉"为"神"。这个"神"字用的太妙了，太有价值了。因为从此开启了针刺"神"治病的时代。后来，医学家广泛、深入研究了这个"神"，并取得了巨大成就。

"粗守关，上守机"，即是说低劣的医生只知道刺"关"治病，而高明的医生则知道在"关"中刺"机"治病。句中的"机"字用的绝。因为"机"字有事物发生、变化的枢纽、对事情成败有重要关系的中心环节等意。

"机之动，不离其空，空中之机，清静而微，其来不可逢，其往不可追"，这三句经文都是对"机"研究的重大成果。

"机之动，不离其空"，即是说"机"的活动，从来不离开它的空间。

"空中之机，清静而微"，即是说"机"从外表看是清静的，仅有轻微之动。这是活体解剖后，用肉眼观察到"机"的特征。

"其来不可逢，其往不可追"，即是说其内部传递着往来的信息，而且自由、快捷，主观不能控制。只有结果，没有方法。所以，并不知道古人用什么方法研究出的结论。

这些科研成果是石破天惊的大发现。因其在几千年前，中国古代医学家就发现被针刺的"机"，从外表看是清静的，仅有微动之感，但其内部却能自由快捷地传递着出入往来的信息，且主观又不能控制。

可能有人听了我的解读像天方夜谭，但中国千年的文字会说话。"机之动，不离其空，空中之机，清静而微。其来不可逢，其往不可追。"每一个字都像化石，每一句经文都像历史的金钉，它们都是历史，都是见证者。只要是懂中文，不带偏见的中医人，大多都能读懂我的解读。当然，并不是每一个人都能听懂我的解读。因为专业不同，知识有限。

"知机之道者，不可挂以发，不知机道，叩之不发"，即是说知道机的要害，就容易刺中，不知道机的要害，乱刺是很难刺中的。

"知其往来，要与之期"，即是说知道机的来龙去脉，就能达到预期目的。

"粗之暗乎，妙哉！工独有之"，即是说粗劣的医生什么也看不见，真奇妙！只有高明的医生才能明白这一切。

以上这段经文，是对"机"的论述。

"往者为逆，来者为顺，明知逆顺，正行无问"，即是说能使"气至"消退的方向为逆，能使"气至"出现的方向为顺，知道逆顺之意，就大胆去刺，不要再问了。

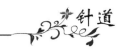

"逆而夺之，恶得无虚，追而济之，恶得无实。迎之随之，以意和之，针道毕矣"，即是说针往后迎，还能不虚吗？针往内推还能不实吗？用迎、随的方法，随意调整"气至"的程度，这些就是针刺之道理。

这一技术，不仅要求出现"气至"，而且用迎、随之法，使"气至"调整到最佳程度。

在论述完"九针"后，即描述"刺之而气不至，无问其数；刺之而气至，乃去之，勿复针……刺之要，气至而有效，效之信，若风之吹云，明乎若见苍天，刺之道毕矣。"前一段即是说在针刺的时候，如果没有出现"气至"，就不要管多少次，一直刺，一旦出现"气至"就停，不要再刺了。后一段即是说针刺的要害，是要出现"气至"，因为出现"气至"后，确信的疗效，如同风吹乌云散，立刻见苍天。针刺的道理就是这些。

这段经文，是中国古代医学家长达几千年对针刺"经脉"治病研究的重大科研成果和深刻领悟。

由此可见，中国古代医学家在针刺"经脉"时，对"气至"的真诚期盼和挚爱，其目的是追求快而好的神奇疗效。

"黄帝曰：愿闻五脏六腑所出之处。岐伯曰：五脏五腧，五五二十五腧；六腑六腧，六六三十六腧……二十七气所行，皆在五腧也。"即是说黄帝想听听五脏六腑所出之处，岐伯回答说，五脏，五五二十五腧；六腑，六六三十六腧……二十七气所行，皆在五腧穴。

这段经文的核心意思是，分布在四肢远端的"五腧"穴，分别与不同脏腑有联络。如手太阴的少商、鱼际、太渊、经渠、尺泽，分别和肺有联络。

中国古代医学家早在几千年前能有如此明确的认识，已是破天荒的大发现。

"节之交，三百六十五会，知其要者，一言而终，不知其要，流散无穷。所言节者，神气之所游行出入也，非皮肉筋骨也。"

"节之交，三百六十五会"，即是说"节"通过交叉形成三百六十五个会。这句经文问世后，曾有不同解读，而且争论不休。所以，出现了"知其要者，一言而终，不知其要，流散无穷"。

"所言节者，神气之所游行出入也，非皮肉筋骨也"，其意是所说的"节"，是神气游行出入之所，并不是皮肉筋骨。

解读这段经文，首先应弄清"神气"是什么？我的研究证明，此处的"神气"，特指在上古时代针刺治病的"神"之气（粗守形，上守神）。然后，先除外皮肉筋骨，在人体寻找，即能通过交叉，形成三百六十五会，又能使"神"之气游行出入之物。

这段经文，肯定是尸解和特殊研究之成果。在几千年后的今天，在现代科学高度发达的时代，如果据现代医学知识，在人体找出类似之物，即可佐证该段经文的论述。

翻开神经学，查看躯肢周围神经的结构特征和传递运动、感觉信息的功能，位于脊髓旁的神经根丝不仅通过交叉形成了躯肢的周围神经，而且前外侧沟的根丝传出运动冲动的信息，后外侧沟的根丝传入感觉冲动的信息，与经文中描述的"节"有惊人的一致性。据此证明，经文所述的"节"，就是位于脊髓旁的神经根丝。

写到这儿，我感到激动和震撼。因为这个成果距今几千年之久。而现代神经学真正搞清脊髓前根和后根传递运动和感觉功能的是在1810年，Bell通过切断动物的背根（后根）和腹根（前根）观察发现，仅切断腹根（前根）才会引起肌肉的麻痹。随后 Magendie 证实，背根（后根）将感觉信息传入脊髓，距今仅有200年。

这时大家就会明白，人体五脏六腑所出之处就是"节"。或者说人体五脏六腑所出之处，就是脊髓旁的神经根丝。

"今夫五脏之有疾也，譬犹刺也，犹污也，犹结也，犹闭也。刺虽久，犹可拔也；污虽久，犹可雪也；结虽久，犹可解也；闭虽久，犹可决也。或言久疾不可取者，非其说也。夫善用针者，取其疾也，犹拔刺也，犹雪污也，犹解结也，犹决闭也。疾虽久，犹可毕也。言不可治者，未得其术也。"

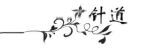

这段经文告知同仁，五脏的疾病，针刺可治愈。无效是没有掌握针刺"经脉"出现"气至"的核心技术。

"令可传于后世，必明为之法。"即是肯定能传于后世，但必须立法保护。这句经文，既语重心长，又严肃认真。表现出将针刺"经脉"治病传于后世的决心，又显露出此举比登天还难。

"令终而不灭，久而不绝，易用难忘，为之经纪。异其篇章，别其表里，为之终始。令各有形，先立《针经》。"这段经文是说先立一本《针经》，写《针经》时，将"经脉"如何支配内脏和躯肢、针刺"经脉"出现"气至"的技术，都要写得准确无误，通俗易懂，才能易用难忘，世代传承。

《灵枢·九针十二原》的作者，不仅是智人，而且是高人。真是看透了，也说对了。因在《灵枢·九针十二原》问世后长达几千年，一直没有人写出《针经》，此倡导也深陷在迷茫之中。此情，此景，真是令人心碎。

我要继续读《灵枢·九针十二原》，以深解其意，续写《针经》，使中国针刺"经脉"治病，再现辉煌，高歌远行。

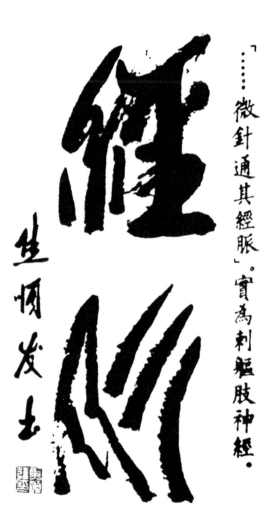

「⋯⋯微針通其經脈」，實為刺軀肢神經。

經絡

生明发书

刺經脈小針

生順發書

案例分享 篇

案1　脑出血（左侧肢体偏瘫8年）

Warren. 女，79岁，美国加州。2008年10月22日就诊。

上午9时，一位粗壮的男士，用轮椅推着一个满头银发的老妇人（患者）来到诊室。患者痛苦地说出，8年前，自己突然昏倒不省人事，急送医院，经CT、核磁共振检查确诊为脑出血。抢救3天后神志清醒，但左半身偏瘫不能动。先后治疗、康复训练长达8年之久，仅有微小的改善。目前，左上肢不能抬高，左肘关节不能屈伸，手指也不能伸展。左腿不能站立，更不能抬起。8年时间，生活不能自理，全靠别人照顾，痛苦万分。急切希望我能帮助她。

检查：患者舌偏向左侧，左上肢仅能抬高平耳，左手半屈状，仅拇、食指能伸展。肱二头肌反射亢进（左），霍夫曼征阳性（左）。可双手扶轮椅站起，待手离轮椅时又倒在轮椅上，第2次才又站起来。行走非常困难，左脚迈不开步，落地不准，仅能搀扶着走几步。膝反射亢进（左）。左踝关节和脚趾不能活动。

故诊断为脑出血后左侧肢体偏瘫8年。过去用头针治疗过这类患者，有的获得了明显疗效。我想对这个患者可能还会有效。

就在这时，我想听听患者的心跳，解开衣服后，发现其胸前有很长的手术愈合瘢痕。我问："这是什么手术留下的?"她说："1971年患急性心肌梗死做过心血管搭桥手术，但7~8年后心脏的功能就又不好了，检查是心脏瓣膜功能不全，经药物治疗未见好转，于1982年又进行了心脏瓣膜移植手术。1983年因移植的瓣膜失去功能又换了一次，手术4天

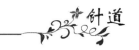

后，因效果不理想，又重新放入瓣膜……"

听了这些话我犹豫了。一个年近80岁的老人，多年来心脏又患这么严重而复杂的疾病，目前属心脑联合损害。在这种情况下，我有放弃治疗的念头。因为扎头针后没有疗效是小事，就怕在治疗过程中，心脏突然出现变化，就说不清了。特别是在美国给美国人治病更要小心，一旦有意外，就是跳到大海也洗不清了。我在思考着，患者看透了我的心思。她说："你放心治吧！没有关系，万一没有效，我也不会怨你，我专门来找你，就是想请你用头针治疗。"听了患者的这番话，我没办法推辞了。但是我的压力更大了，因为用头针治疗不仅不能出问题，而且还要有疗效，这位患者是为把病治好才来找我的。

在严密观察心脏的情况下，我决定为其治疗。头针选右侧运动区上3/5、足运感区，运用快速镖刺法，不捻转留针1小时。这种方法用好了，不仅患者完全没有疼痛感，而且瞬间完成，还可随时观察心脏功能。

酒精棉球局部消毒后，患者有点紧张。我就告诉她："我给你治疗根本没有危险，你应当放松。进针时，可能会有一点点痛。"听了这些话后，患者笑着说："No problem, please!"这句话的意思是"没有问题，请吧！"我在运动区快速刺入了一根针，患者仅眼睛闭了一下，并没有其他反应。接着我又快速刺入了两根针，患者脉搏跳动均匀、节律正常，面部表情自然。没有捻针，在留针10分钟时，为了分散患者的注意力，就让她抬抬左胳膊。没想到她的左胳膊，真的一下就抬起来了！

她的站在一旁的儿子激动地说："8年啦！我母亲的胳膊又能抬啦！头针太神奇了！"当亲眼看到她轻松地抬起左臂时，我好像不敢相信自己的眼睛，说："你再抬抬左胳膊让我看看。"左胳膊能抬起来了！患者笑了，她看着自己的左胳膊，不断抬起放下，反复了好几次。在场的很多患者都热烈鼓掌，我也惊喜万分。

留针1小时起针，患者自己抬左胳膊，仍然可轻松抬起，而且左肘关节也能伸直，左手伸屈情况也明显好转。让其站立行走，患者一次就站了起来，而且独步向前走了十几米。

此时此景，无人不为之感动。在场的很多人上前和她握手，祝贺她。她高兴地连连点头，并不断说着："That's great！That's great！"意思是太棒啦！

10月28日第2次治疗后，患者的左踝关节、左脚趾也能上下活动了，左侧肘关节和手指伸屈更灵活了，站立行走又有进步。患者说："much better！"意思是好多啦！

患者家里养了几百头牛很忙，只能抽时间来治疗，此时她和我也成了朋友。她说："我们家的牛最近生了个小牛，好看得很，如果你有时间可到我家看看牛，去玩玩……"我说："谢谢！"握手告别，目送其离去。

患者出了门，我才长长舒了一口气……

老天保佑，一个年近八旬的脑出血患者，左侧肢体偏瘫，在美国连续治疗8年，左胳膊抬不起来，我仅在其头上扎了3根针，10分钟后胳膊就能轻松抬起了。这不是虚构的故事，也不是编的神话，而是患者和我的亲身经历，学生们亲眼见证的事情！

历史会变迁，时间会推移，但用头针为 Warren 治病的情景却会让我永远回忆，一幕幕就像陈年老酒，纯香甘甜。

患者治疗前后对比见图1、图2。

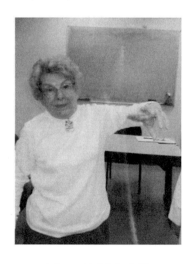 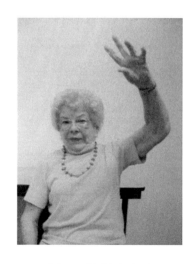

图1　针刺治疗前　　　　　图2　针刺治疗后

案2　脑出血（走路困难、平衡障碍6年）

某女，成人，美国加州。2008年11月1日就诊。

2002年4月5日上午，患者突然昏倒，急送医院。经CT、磁共振等检查，确诊为脑出血、高血压、糖尿病。经抢救，患者神志、上肢活动恢复正常，也能说话了。但双下肢活动障碍，站立和行走困难。平衡障碍明显，行走时双眼看地，双上肢分开略向前保持平衡，两腿分开呈鸭步，不能走直线，也不能转圈。脚步不稳（站在那里别人用一个手指头就能将她推倒），不能上下台阶。下楼时需双手扶栏杆（她在楼梯两侧安装了特殊栏杆），一只脚先下一个台阶，另一只脚再下到同一个台阶，然后再下第2个台阶，生活非常不便。先后行针灸、按摩等治疗和康复训练6年，一直没有明显改善。

2008年10～11月间，我在美国加州中医药大学给英文博士班授课。加州中医药工会得知消息后，特邀请我于11月1日给他们讲头针。在旧金山市繁华地段的酒店，上午讲授理论知识，下午讲临床操作示范时，就遇到了这个患者。

我告诉大家这个患者的基本情况，6年前患脑出血，现在仍然下肢活动困难，平衡障碍。头针治疗应选运动区上2/5、足运感区、平衡区，运用快速镖刺法，留针1小时观察。

患者翘首期盼，大家拭目以待……对于我来说成败在此一举！

会场一片宁静……

局部消毒后，在不到两分钟的时间，我边讲边扎，一口气扎完了6

根针。这时全场响起了热烈的掌声，异口同声地喊着："好！太好啦！太快了，扎的针就像飞针一样，Nice！That's great！Very difference……"还有人激动地说："头针听说过，还没有见过，根本没有想到会是这种扎法，要是没有亲眼看见，谁说我都不会相信……"患者更感受到与过去扎法的不同，激动地说："焦教授的针法，和其他人不同，进针的时候根本没有一点疼痛感。"

进针10分钟后，我让患者站起来看看有没有变化，她立刻就轻松地站起来了。我说："试试走一走！"她抬起头，两眼平视，开步行走了，脚步灵活，落地有声，双臂摆动，协调地向前走着。此时全场又响起了掌声，热烈而长时间不停。说什么的都有，有一个人说："原来估计会有点效，没有想到马上就会有这么好的效果，真是不可思议！"

留针1小时后起针，患者症状又有改善。她不仅能走直线，还快速转了两圈。

患者和听课的医师们都激动不已，大家都沉浸在欢呼和喜悦之中。1周后，也就是11月8日，患者又来到我的诊室，要求再给她治疗一次。治疗后患者又有进步，回家后不扶栏杆也能下楼梯了，而且是一步下一个台阶。

11月9日，我给加州中医药大学英文博士班授课，患者得知后，要求继续治疗。下午临床带教，她又第一个来了。在讲台给学生讲了前两次治疗的情况后，我给患者快速刺入了6根针，同学们亲眼目睹了针刺技术，又响起掌声。留针10分钟后，让其活动看看有没有变化。这次她不仅活动肢体有变化，而且还站立、走直线、转圈进行表演。她行走自如，转圈轻快，不断重复着，学生们用多台录像机和照相机同时录着、拍着，快门"咔咔"响着，灯光不停地闪着，不同角度录像机的灯光，都聚焦在患者身上，机器转动着，大家呼喊着……

案3　急性基底节损害
（基底节出血4个月）

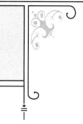

黄某，男，81岁，住美国加州。2010年1月9日就诊。

2009年9月17日早晨，患者还未起床，家属发现黄某出现右侧肢体偏瘫，不会讲话，但神志清楚，急送医院。CT检查发现，左侧基底节（脑）出血（约60mL），因出血部位太深，不宜手术治疗，采用综合治疗后，病情有所好转。但是患者仍然说话不清，右侧肢体活动障碍，生活不能自理，于2010年1月9日来我处就诊。

查体：神志清楚，理解力正常。语言障碍，不能说出自己的姓名和年龄，更说不清自己得了什么病，突出表现为表述困难。

右侧肢体活动障碍，其特点是各关节都能在正常范围活动，但是肌力比较差，复杂、精细、协调动作均有明显障碍。如右上肢各关节活动均在正常范围，但是肌力弱，在持续抬高时右上肢低于左上肢；右手解扣衣扣不灵活，连续解第2个扣子时因肌力弱不能解开；写字时，右手持笔不灵活，笔画不直、安排不当，字体明显变形；对指、指鼻试验不灵活、不准确、活动范围小，时有轻微摇摆；伴齿轮样肌张力增高，伸屈右肘关节时有2～3次抵抗感。但肱二头肌、肱三头肌腱反射正常，霍夫曼征阴性（右）；坐、卧时，右下肢各关节活动功能在正常范围。但是自己站不起来，更不能独立行走。

首次头针治疗后，多种体征均有改进。如能说清自己的姓名和年龄，右手肌力增强，可做复杂、精细动作，右下肢活动功能也有改善，不仅能自己站立起来，而且一人搀扶可迈步行走。

34天内共治疗14次，患者语言和右侧肢体活动功能障碍明显改善，能准确说出自己的名字、年龄，只是在描述复杂事情时，有时仍表述不清。

双眼闭合肌力相等，单眼闭合右侧肌力相对较差。

右手解扣衣扣比正常人慢。

右手持笔写字基本正常。

右手指鼻试验有进步，可指到鼻尖，但动作不规范。

对指试验，右上肢活动幅度比前明显扩大，双食指能对住，但右上肢活动范围仍较小，右手指比左手指欠灵活。

能自己站立，但时间不能维持太长。

能独步行走，但仍比较困难。其特点是行走时，右腿抬起困难，脚离地面距离小。迈步困难，右脚有时仅能向前迈几厘米。右脚落地不准，有时向右侧偏斜或倾倒。左腿向前迈出困难，姿势不正确。

行走时头微低，两眼需看地以协调平衡，但双上肢不能有节律地前后摆动。

按：该病例患者为左侧（脑）基底节出血4个月，临床主要表现为语言表述困难，右侧肢体连续、复杂、精细、协调运动功能障碍。头针首次治疗后上述症状缓解，短期治疗后效果明显。

案4 脑出血（表述性失语、书写困难）

Chuck，男，65岁，住美国加州。2009年11月21日就诊。

2009年11月6日上午11时，患者在打高尔夫球时，突然发现右侧肢体活动障碍，不能说话，急送附近医院。CT检查为脑梗死，急救后右侧肢体基本恢复正常，但仍不会讲话，特别是不能明白表述意思。当地针灸医师治疗数次未见症状缓解，患者和家属非常着急，经多处打听，于2009年11月21日求诊于我。

检查：患者神志清楚，理解力正常，四肢活动正常，但语言障碍。问其姓名、年龄和电话号码时，语速较慢，说话不灵活，咬字不清。问其："What's wrong with you？（你有什么问题吗？）"表现为语言障碍，且乱说，内容不准，表述不清。让其写自己的情况时，书写困难，不仅字写错，而且内容表述欠妥。

该患者出现的语言障碍很特殊，以表述性困难为主体，伴有书写困难。

关于语言障碍在中医学中早有描述，如语言不能、语言障碍、语言阻塞、语言不利等。中医对语言损害的描述，突出表现了语言损害的程度。现代医学中对语言障碍的描述，不仅有程度的论述，如完全性失语、不完全性失语，而且还对语言障碍的性质进行了分类，如运动性失语、感觉性失语、命名性失语、混合性失语等。上述病例不能完全归属于哪一种。因为运动性失语，是理解力正常，能听懂别人的话，但不能用语言准确清晰地表述。感觉性失语，是听不懂别人的话，无法表述。命名性失语，是说不出物体的名称。混合性失语，是多种功能障碍引起的语言障碍。

这个病例是以表述困难为主，特命名为"表述性失语"，同时伴有书写障碍，也可称其为"失写症"。故该病例以表述性失语和失写症为主，其病理损害主要在左侧顶下小叶，应选顶下小叶对应的头皮部位针刺。如果针刺部位选取不准确，疗效就会不理想。

2009年11月21日（初诊）：患者因说自己的姓名、年龄和电话号码时，速度慢、不灵活，有些字说不清，即诊断为轻度运动性失语。针刺左侧语言一区治疗。治疗后，语言进步不太显著。

2009年11月24日（二诊）：再次检查，发现其对复杂内容语言表述欠妥。首次问话录像资料证明，该病例主要是表述障碍。取左侧顶下小叶区扎了3根针，进针后未捻转，留针30分钟观察，患者语言表述基本正确，讲话也灵活了一些。留针50分钟观察，患者讲话流畅、声音大，而且内容表述正确。

2009年12月1日（三诊）：患者虽因感冒说话声音低些，但咬字清楚，语言较流畅，表述正确。头针治疗刺激区同二诊，进针40分钟观察，患者书写困难，不仅字写不对，而且书写内容零乱，患者自诉写字很困难。

2009年12月3日、5日、8日分别治疗3次后，患者书写功能恢复正常，能正确书写自己的姓名、地址等。此后，又继续针刺治疗4次，以巩固疗效。

案5 桥脑、延脑多发性梗死

某男，61岁，北京市人。2006年6月1日就诊。

主因：突发性脑梗死近一年。

病史：2005年6月15日上午10点左右，在与他人谈话时，突然头晕眼黑，六神无主，持续3~4秒后恢复正常。相隔15分钟左右，再次发作。11点45分出现头晕，左手麻木，血压为170/110mmHg。住院前，CT检查时病情加重，左半身活动明显障碍。当日住院后，下午2点左右出现呼吸、吞咽困难，面部无表情，眼球不能左右转动，视物成双，看不清对面人的鼻子、眼睛。再次CT检查示无明显异常。分析病情特征及进展后，临床诊断为脑干梗死。西医予以对症处理，插胃管、中西药物治疗，病情3天后稳定，以后逐渐好转。发病后第9天，磁共振检查证实为桥脑、延脑多发性梗死。经过近一年的中西医药、针刺治疗，患者病情有所好转，但疗效缓慢。目前主要问题如下几方面：

1. 头晕目眩，思维不清　视物难以聚焦，不能看东西；上下台阶困难；持笔写字不成行，向一侧偏斜。

2. 无故发笑，不易控制　遇一般小事，即可引起大笑，难以控制。

3. 站立不稳，行走困难　站立时，有摇摆感；行走时，腿脚不灵活，落地不准、无力，常以右腿带动左腿，左膝关节和左脚用不上劲，走一段路右腿即很累。左上肢抬高吃力，抬高时左手无名指、小指呈弯曲状不能伸直。

4. 嘴歪　说话时构音困难，吐字不清、不连贯，一个字一个字地往外蹦，很吃力。

5. 吞咽困难　吃饭时，仅在坐直时才能咽下，如果将头微低，即不能咽下食物。

6. 生活不能自理　不能自己穿裤子（腿伸不直）、扣衣扣、系皮带等。

查体：神志清楚，理解力正常。语言困难，咬字不清，构音困难，讲话不连贯，一个字一个字往外蹦。右侧鼻唇沟浅，嘴歪向左侧，伸舌偏左。共济运动障碍，左侧对指及指鼻试验不正常。行走困难，速度慢且步态异常，每走一步都是躯干先往右侧偏斜，然后左腿抬起向前，落地无力、落点不准。生活不能自理，不能自己穿裤子，左手持物不准，不能自己穿衣、扣扣、系腰带等。

治疗：头针治疗选脑干和小脑对应头皮部位的3个点，用快速镖刺法进针，间断性捻转。每次持续治疗半小时，间隔4～5日再重复治疗1次。共治疗5次，疗效显著。

2006年6月1日（初诊）：进针后行针，患者左侧面部出现热流贯通感，手掌及指间有汗渗出。进针后7～8分钟，患者突然感觉眼前景物清楚，头晕顿时减轻，嘴歪变正，说话明显清楚，左腿能主动抬高迈步。

2006年6月5日（二诊）：患者针感同前，针后视物清楚，左下肢灵活有力，无故发笑明显减少。

2006年6月8日（三诊）：行针时患者左侧肢体仍有热流贯通感，面部似感瀑布细流，治疗后平衡感大为好转，视物清楚，行走灵活有力，吞咽明显好转。

2006年6月12日（四诊）：患者针感同前，吞咽功能基本恢复正常，下肢行走有力方便。

2006年6月16日（五诊）：患者针感同前，行走自如，无头晕感，视物清楚，疗效显著。

自2006年6月1日起接受治疗，患者以下几个方面发生了可喜变化：

1. 眩晕状大大改善　原来整日眩晕的现象消失，现在只偶尔有眩

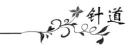

晕感。

2. 走路大有进步　主要是左右平衡感明显改善，左腿脚蹬踏、迈步越来越有力。

3. 吞咽功能基本正常　可以低头吃饭、喝汤，大口饮水不发呛。

4. 嘴角歪斜明显改善　除说话、紧张时嘴角有点歪斜，平时基本正常。

5. 能控制住无故发笑　能控制住感情，平时已没有无故发笑的情况。

6. 生活自理　穿衣、洗澡完全靠自己完成。

2010 年 4 月电话随访，告知康复较好，平日还可打乒乓球进行锻炼。

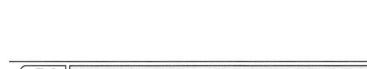

案6　中风（双侧椎动脉80%堵塞）

Marghoob. 男，住美国加州。2009年12月19日就诊。

2009年12月19日上午10时左右，一个人用轮椅推着患者来到诊室，跟随的女士用英语快速诉说着："我的先生中风已经一个多月了，医院检查证明，供应脑部的四根大血管70%堵塞。双侧椎动脉堵得更严重。现在他右半身活动障碍，说话不清，连一口水都咽不下去……因血管堵塞的部位重要，病情复杂，无法放支架治疗，非常希望你能帮助他！"从她的讲话和眼神，我能感受到她的无奈和期待。

检查：患者构音困难，说话听不清。吞咽障碍，咽水发呛、咳嗽，十分痛苦。让其站立，第一次还没站稳就倒在轮椅上了，第二次才勉强站了起来。让其行走，右腿迈步困难、无力，步态不稳，行走缓慢。右手活动障碍、持笔不稳，30秒才能解开一个衣扣，写的字也歪歪扭扭，笔画弯曲不流畅。

如此严重而复杂的脑血管疾病，现代医学对其都非常棘手，何况于头针！

复阅磁共振片后，我认真思考着。此刻患者的爱人着急地说："焦教授你一定要想办法给他治，万一没有效我们也不会怪你的。"看着患者家属乞求的目光，别无选择，我只能考虑用头针治疗。我说："I can't promise，but I'll do what I can. If you are like，I can give him try treatment."这段话的意思是"我不敢保证，但是我会尽力。如果你愿意我就尝试为他治疗"。患者爱人立即说："OK！Please！"意思是"行！请吧！"

147

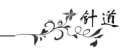

双侧的椎动脉，经过椎动脉孔进入颅内，在脑干的腹侧合并成基底动脉，首先供应脑干血液。患者的临床体征证明其主要是延脑损害。头针根据大脑皮层功能定位的对应头皮选区原则，应在枕外粗隆以下选区治疗。根据患者病情，决定在双侧平衡区治疗，采用快速镖刺法，留针 1 小时。每周治疗 2~3 次。

患者坐在椅子上，我在其后枕部用酒精棉球消毒后，采用快速镖刺法，在不到半分钟的时间刺完了 5 根针。患者表情自然，没有痛苦反应，其爱人惊奇地说："Too fast! Very nice!" 意思是"太快了！非常好！"

2009 年 12 月 22 日早晨（针后第 3 天）再次治疗。分别在进针后 5 分钟、10 分钟、30 分钟以及起针后观察患者的症状体征变化，其结果是进针 5 分钟，患者症状体征开始缓解，30 分钟继续缓解，留针 1 小时起针。患者在保持原有症状体征缓解的基础上又略有进步，说话、写字、站立、走路均有所好转。当即用同样的刺法又扎了一次。

2009 年 12 月 29 日（针后第 7 天），患者不仅双上肢能抬高，右手解衣扣、写字也恢复了正常，而且能自己轻松地站立起来，行走步态正常，行走速度也快多了。患者说话也清楚多了，他说："I feel better!" 意思是"我感觉好多了！"这句话已能听清楚了。

2009 年 12 月 29 日、2010 年 1 月 5 日、2010 年 1 月 7 日，分别进行治疗后，患者站立、走路和右手活动及说话基本恢复或明显好转，仍有喝水发呛、咳嗽。患者爱人激动地说："My husband much better! Thank you so much!" 意思是"我先生的病好多啦！非常感谢您！"

2009 年 12 月 19 日到 2010 年 2 月 13 日，53 天内共进行头针治疗 16 次，患者的症状体征好转程度达到 80%~90%，右侧肢体肌力恢复，站立行走如常人。右手能灵活解衣扣、写字，不仅能写英文，还能用标准的巴基斯坦文记录谈话内容。说话清楚，吞咽功能好转，喝水已能咽下，而且不发呛。更有意思的是，原来的无故发笑也消失了。患者的儿子激动地说："我爸患病后用过很多方法治疗，只有头针有效。我们全家都感受到了头针的神奇！非常感谢您！"

2010年2月17日是中国传统的春节。我要回中国过年，患者也要回巴基斯坦休假。我们彼此握手，拥抱告别，并相约来年再见！

案7 脑挫伤（右侧肢体偏瘫、失语）

孔某，男，24 岁，山西省河津县南午芹村人。1971 年 4 月 21 日就诊。

1971 年 4 月 21 日，患者帮人修建房屋时不慎被木头砸伤头部，左侧额颞部有血液及脑浆流出，当即昏倒在地。当日下午 2 时送往稷山县医院，收入外科病房。

检查：患者完全昏迷，头部绷带上有多处血液渗出。呼吸平稳，脉搏 110 次/分钟，血压 110/70mmHg。立即予吸氧、吸痰，静脉滴注药物急救，同时处理伤口。患者左额颞头皮裂伤，颅骨粉碎骨折，硬脑膜撕裂。冲洗清理伤口后，缝合硬脑膜，取掉粉碎的颅骨块缝合头皮。静脉滴入脱水剂防止脑水肿，并注射止痛药等观察。

抢救 7 天后，患者于 4 月 27 日清醒，问话能理解其意，但不能用语言表达。右侧鼻唇沟浅，右上肢完全瘫痪，右侧霍夫曼征阳性。右下肢屈伸正常，但仅能抬高 80°，右踝关节和脚趾不能活动。左侧肢体活动正常。

根据病史、手术所见和右侧肢体偏瘫、运动性失语，确诊为左侧额颞部脑挫伤。虽诊断明确，但偏瘫和失语治疗很困难。现代医学认为，脑挫伤是脑器质性损害，脑器质性损害是很难治愈的。

头针有运动区、足运感区，虽然治疗没有把握，也没有治疗过这么严重的脑挫伤引起的偏瘫和失语，但在家属的强烈要求下还是决定试一试！

　　头针治疗选患者左侧运动区、足运感区针刺，每天 1 次。连续治疗 3 天没有变化。难道头针真的没有效吗？我怀疑了。但仍维持治疗，终于在第 5 天治疗后，患者回应了我无意中的一句问话。"你姓什么？"我问。患者说："孔"。虽然咬字不太清，但已能听清楚"孔"字。我非常激动和兴奋！因为看到了希望，我改变了想法，决定坚持用头针治疗。

　　第 8 天治疗后，患者右上肢抬高可平乳房。第 12 天治疗后，患者右上肢能抬高过头。第 13 天治疗后，患者右手指可微屈曲。第 19 天治疗后，患者右手不仅屈伸正常，而且能解衣扣，拿勺子吃饭等。患者感激地说："多亏你救了我，要不然我就没命啦！"其爱人激动得热泪盈眶，紧紧握住我的手说："你是小孔的救命恩人，我们全家都感谢你！"

　　为了观察远期疗效，我对该患者一直随访到 2006 年 3 月。在治疗后的 25 年中，患者一直很健康，不仅说话语言流利，而且能参加生产劳动。

案8 右侧脑挫伤（左侧肢体偏瘫）

裴某，男，10个月，山西省河津市小梁乡塞上村人。1983年7月1日就诊。

虽然我从医五十余载，诊疗过无数患者，裴某只是其中之一，但他的名字25年来一直在我的脑海中挥之不去。

裴某刚满10个月，虎头虎脑，聪明伶俐。1983年6月29日，被人抱着时不慎摔倒，头部受伤当即昏迷。在场的人不知所措，有人用手指掐鼻根（人中穴）。半小时后，患儿苏醒了，大家才松了一口气。

此时，小孩哭闹不停，其右侧肢体乱动，而左侧肢体却一点儿也不动。家人心急如焚，卫生所医生说："可能是脑子摔伤了引起的瘫痪，我们治不了，赶快到大医院去吧！"

1983年7月1日，患儿家属到山西省运城地区人民医院找我。到门诊时，看到父亲抱着患儿，跟随的母亲眼泪还没有干。患儿父亲说："患儿好好的，头部摔了一下，就变成了这个样子，你要想办法救救他！"

检查：患儿神志清楚，让其拿玩具总是伸右手，左手一点儿也不动。哭闹时，右侧肢体乱动，而左侧肢体一点儿也不动。以上现象表明，患儿是右侧脑挫伤引起的左侧肢体瘫痪。

现代医学认为，脑组织没有再生能力，脑挫伤是不可逆的，治疗患儿的左侧肢体偏瘫当然也是难事。

头针问世后，确实治愈过脑挫伤后引起的偏瘫。但都是成人，小孩的疗效怎么样？我心里还没有底。但此刻别无选择，只能用头针治疗试试。

　　右侧脑挫伤引起的偏瘫，头针治疗选右侧运动区及足运感区。局部消毒后，用独特的快速镖针刺入法，连续刺入4根针。首次治疗为防止不良反应，没有捻针，留针1小时后起针。第二天，患儿在两次针刺治疗哭闹时，不仅右侧肢体能动，左侧肢体也能活动一点，可喜的是治疗后奇迹出现了，患儿的左胳膊和左手活动正常。患儿的父亲大声说："患儿有救啦！"患儿的母亲也热泪盈眶。

　　我的信心也增加了，每天治疗1次，详细记录着患儿的变化。第8次治疗后，患儿的左侧肢体的功能完全康复，不仅活动范围正常，而且肢体灵活有力。

　　患儿恢复了往日的天真活泼，全家沉浸在喜悦之中。回村后，患儿情况一直很好，不仅学会了走路，而且跑得也很快。

案9 左侧脑挫伤（右侧肢体偏瘫）

裴某，男，3岁，山西省河津市小梁乡塞上村人。1985年1月就诊。

1985年1月的一天，不幸的事情又发生了，裴某在奔跑时摔倒，头部受伤，当即神志昏迷，清醒后发现右侧肢体不能活动。

患儿的父母立刻到运城地区头针研究所再次找我治疗。还是父亲抱着患儿，和母亲一起来的。患儿的父亲看见我就说："焦大夫，我们又来了。孩子的头又摔了一下，这次是右半身不能动了。"真是无巧不成书，类似的灾难再次降临到了这个患儿身上。

检查：左侧肢体可主动活动，右侧肢体一点儿也不能活动。患儿哭闹时左侧肢体乱动，右侧肢体不动。确诊为左侧脑挫伤。

头针选左侧运动区及足运感区治疗，每天治疗1次，仍然用快速镖刺法，留针1小时。首次治疗后即出现了疗效，症状每天都有改善。治疗10次后，患儿的右侧肢体功能恢复了正常。这对于我和裴家来说，都是天大的喜事，由此我们也成了朋友。

为了观察头针对脑挫伤的远期疗效，我分别在治疗后的1年、5年去河津市塞上村回访，患儿一直很好。2007年5月初又电话随访，患儿父亲听到我的声音非常高兴！笑着说："患儿一直很好，现在已经26岁了，不仅结了婚，还生了个胖儿子，已是河津铝厂的正式职工了。"听了这些情况，我想到河津铝厂见见患儿，亲眼看看他康复后的样子。

患儿的父亲高兴地和我约定了5月15日上午10点去看患儿。我们从运城出发，他们从河津走。我们快到时患儿的父母已在住所等候。我们刚坐下，一个结实的年轻人就走了进来。患儿的父亲指着我们说："这就是你焦爷爷和焦奶奶，要不是他们，你早都没有命啦！"接着又激动地说："我们裴家能有今天，全靠你们。要不然患儿早就不在人世了，我们哪里还能抱孙子？"当我们离开时，他们全家人站在门口挥手目送我们。

直至今日，再次提笔成文时，依然心潮澎湃，一口气写完了此稿。当时的照片和录像我至今还保存着。

注：案9、案10为同一患儿。

案10 脑挫伤（右侧肢体偏瘫3天）

李某，男，2岁，山西省运城市盐湖区李店铺村人。1985年3月16日就诊。

1985年3月14日，患儿在炕上玩耍时不慎掉到地上，当即啼哭，很快入睡，醒后发现患儿右侧肢体不能活动，于1985年3月16日前来运城头针研究所就诊。

检查：母亲抱着患儿，患儿的左侧肢体总是活动不停，而右侧肢体一点儿也不动，仅在大哭时左侧肢体才能微微动一动。

患儿不能站立，更不能走路。患儿的母亲着急地说："孩子好好的，从炕上掉下，睡一觉醒来，右半身就不能动了，你给患儿好好看看。"

患儿的病情确实有点复杂。因为原发性脑损伤，有脑震荡和脑挫伤之分，前者一般没有神志昏迷，更不会有肢体偏瘫；脑挫伤则常有昏迷且可伴瘫痪等。在临床只要出现偏瘫就应诊断为脑挫伤，因为偏瘫只有在脑挫伤后才会出现。至于昏迷，因小儿颅骨骨质软及颅缝闭合程度等原因，很多小孩在受伤后均无昏迷，仅有嗜睡等不同程度的意识障碍。这个患儿不是伤后睡觉，而是嗜睡。其母亲听了我的解释后就全明白了。

诊断：左侧脑挫伤（右侧肢体偏瘫）。

治疗：明确诊断后，头针治疗选左侧运动区上3/5、足运感区，采用快速镖刺法治疗，留针1小时。

局部消毒后，为患儿扎针的是熟悉快速镖刺法的杜全技所长，以此验证这种特殊刺法的感受和效果。她右手持针，手腕背屈，使针尖距进针点约20cm，然后手腕突然弯曲，使针冲刺进入头皮，快如闪电，瞬间刺入。3根针扎完了，不到2岁的小孩，没有哭也没有动，根本没有疼痛感。患儿的母亲在农村长大，常见别人扎针，但从来没有见过这种扎法，她激动地说："头针就是不一样！"其实这仅仅是开始，真正的差别是疗效不同。

为了提高疗效，杜全技所长快速捻针，此时患儿在哭闹时右胳膊已能抬高与肩平，右腿也能活动一些。患儿的母亲高兴地说："动啦！动啦！右胳膊能动一些啦！"先后捻针3次，约1小时起针。起针后半小时，患儿哭闹时右侧肢体动活动的范围明显加大。

这样每天治疗1次，天天都有进步，患儿的母亲扶着患儿站立，拉着患儿走路，直到患儿能自己独立行走。亲眼目睹患儿的变化，一天天见证着患儿的病情好转，直至完全康复。患儿的母亲深有感受地说："过去只听说焦医师针扎得好，根本没有想到杜医师也是神针手。立竿见影这个词，这回我可亲身感受到了。"患儿康复后，已能自如地走路、奔跑，恢复了昔日的活泼。

为了观察头针对脑挫伤引起偏瘫的远期疗效，我们一直随访。在治愈后的1年、5年，我们先后亲自到患儿家里回访，患儿也常到头针研究所复查，一直很健康。时隔20多年，2007年5月7日，我们又到李店铺村回访。李店铺村变化很大，街道宽阔，树木成林，二层小楼随处可见，一时找不到患儿和家人。后在村卫生所才打听到患儿的父亲，我们一同回到他们的新家。患儿的父亲说："家里现在就剩我一个人啦，儿子很好，现在是安泽县的交警。"5月18日，我们驱车200多公里，终于见到了患儿。他现在已是20多岁的大小伙子了，个头有一米七，要是不说，都认不出来。小伙子脑子灵活，思路敏捷，因为是交警，还练过几手，给我们表演了擒拿拳。

此时我已年近七旬，为头针发展奔波，风风雨雨38年，这次随访使我进一步感受到，每做一件事的艰辛和不易。

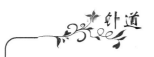

案11 脑挫伤（左侧肢体偏瘫2天）

曲某，男，1岁半，山西省运城市盐湖区西城办曲头村人。1985年9月7日就诊。

1985年9月5日，患儿在玩耍时不慎摔倒，头部受伤，被人抱起后发现左侧肢体不能动，经村卫生所治疗无效，于1985年9月7日到运城头针研究所求诊。

患儿的父亲抱着患儿迫不及待地说："好好的，孩子摔倒后左侧肢体就不能动了，你给他好好看看！"患儿母亲的眼睛哭肿了，她说："把人急死啦！孩子半身不能动，还怎么活人，你一定要想办法给我儿治治！"

检查：神志清楚，语言正常，左侧鼻唇沟浅。患儿被母亲抱着，他总是右侧肢体活动，而左侧肢体一点不动，就是在哭闹时左侧肢体也不动。我用手将其左侧肢体抬高，放手后左侧肢体立刻回落下来。

小孩瘫痪的检查，与大人不同，因常常不合作，无法用主动运动的范围、力量来判断损害程度，但小孩在自己随意运动时，根据肢体的活动范围和程度，则可判断肢体有无瘫痪。

患儿在自由活动时，左半身一点不动，即使哭闹也不动。将肢体抬高后突然回落，证明左侧肢体完全瘫痪。用现代医学评定方法检测，左侧肌力为"0"级。

患儿奔跑摔倒后立刻出现左侧肢体偏瘫，一般是脑挫伤引起的，因为脑震荡不会引起偏瘫。

知道了引起偏瘫的真正原因，那就好办了。"脑挫伤引起的偏瘫能治吗?"患儿的父亲说。我说现代医学认为脑细胞没有再生能力，脑挫伤是不可逆的损害，但是不要怕，我们用头针治好过这种病。听到这里，从眼神中可以看出，他们把希望完全寄托在头针治疗上了。患儿左侧完全偏瘫，肌力为"0"级，头针治疗可能有一定难度。

快速镖刺法——我此时已经完全掌握并能熟练操作。这种方法不仅让患者痛苦小，而且临床疗效好，因此决定用此法治疗该患儿。头针治疗左侧肢体偏瘫，选右侧运动区上 3/5 和足运感区。

酒精棉球局部消毒，再三确认进针的部位。左手拇食指捏住距针尖 2cm 的针体部位，右手撕掉针尖部位的塑料套，左手腕背屈，使针尖距进针点约 20cm，调整好方向，左手腕突然屈曲，使针冲进头皮，快如闪电，瞬间刺入后又捏住针柄快速向头皮进推了一下。患儿的母亲用手摸了一下小孩的头，激动地说，我们见扎针的多了，从来没有见过这种扎法。话声刚落，我已扎完了 3 根针，患儿哭了两声就不哭了。进针后没有捻转，仅留针 1 小时观察。起针后，患儿在哭闹时左腿、左胳膊能微微屈曲一些。看到变化，也看到了希望，患儿母亲破涕为笑。

为使其快速恢复，每天治疗 1 次。每次治疗后，患儿的症状都有改善，不仅在哭闹时左半身能活动，就是在平时左胳膊、左腿也能自由活动，活动范围逐渐趋于正常。第 7 次治疗后，患儿的左侧肢体活动完全恢复了正常。患儿的父亲深情地说："孩子病了可愁死人啦！没有想到你几次就给他扎好了。这么严重的病，治疗没费事。头针真是太神奇了！我们全家都感谢你，也感谢你发明的头针！"

为了观察头针的远期疗效，1990 年随访，患儿发育良好，健康活泼。2007 年 5 月 9 日，我们乘车专访，孩子的母亲认出我后非常热情，她愉快地说："孩子已经 24 岁了，大学毕业后，现在广州工作，你不要为他操心啦！"

听孩子的母亲介绍，我知道了情况，但二十几年啦！总想亲眼看看原来严重脑挫伤引起左侧肢体完全瘫痪的孩子被头针治愈后，现在究竟是什么样子。多次电话联系，2008 年春节我们见到了身体结实、四肢灵

活、头脑敏捷的小曲。小曲对儿时已记忆不深，更不知道当时的情况，他笑着说："病已经治好二十几年啦！知道就行啦，还问这么详细干什么？是不是个人开诊所，要做广告！"我笑着说："那年你因脑挫伤引起左侧肢体偏瘫，现代医学认为脑挫伤是不可逆损害，用我发明的头针给你扎了 7 次，治疗费仅仅花了 14 元（每次仅收 2 元），就把你的病治好啦！我不是开诊所做广告，确实是想亲眼看看你现在的样子，进一步确认头针的远期疗效。"说到这里，他姑姑笑了，急忙说："孩子不知道，你别见怪。当时的情况我知道，就是你说的那样，要不是'头针'，他还不知道是什么样子。"我们几个都笑了。

小曲不知道，虽然说了一些使我不快的话，但我不怪他，因为从他的言语中，知道他思路敏捷，反应灵活，恰恰证明了头针对脑挫伤的远期疗效是好的，这比什么都强！

案 12　重型颅脑损伤（后遗四肢瘫痪、语言障碍 4 年）

Gloria cheng. 女，26 岁，定居加拿大温哥华。2009 年 5 月 11 日就诊。

4 年前，患者不幸因车祸受伤，当即昏迷。经当地医院抢救，两个多月才清醒过来。但因颅脑损伤广泛而严重，造成四肢瘫痪，不仅不能站立走路，就是翻身都不行。除此之外，还不能说话。采用按摩、推拿、中药、针灸等多种方法治疗 4 年，收效甚微。于 2009 年 5 月 11 日从温哥华专程到美国加州求诊于我。

检查：患者面部表情怪异，笑和哭分不清，说话言语不清，四肢、腰背屈曲，不能伸直，不能端坐、翻身。右上肢情况比较好，但抬高仅能平前额发际，右手指呈半屈曲状，不能屈伸。左上肢仅能抬高平下颌。站立困难，需人搀扶，腰伸不直，头抬不起，左膝关节弯曲不能伸直，仅脚尖着地。

患者不远万里，特意从温哥华来美国治疗。病情如此严重，虽然我并没有把握，也可以婉言拒之，但我在两难之中还是选择了接手治疗。要治，必须治出效果，但谈何容易！

头针治疗选双侧运动区、足运感区，采用快速镖刺法。方案确定后，于 2009 年 5 月 12 日开始治疗。

患者的母亲密切关注着，我告诉患者放松，不要紧张。局部消毒后，左手持针，手腕背屈，使针尖距进针点约 20cm，然后手腕突然屈曲，使针像镖一样快速刺入头皮，连续扎完了 6 根针。进完针后，患者马上伸

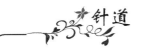

出大拇指说："扎得好！仅感到有一点点痛，谢谢！"患者的母亲说："真快！不一样，就是不一样，从来没有见过这种扎针法。"进针后没有捻转，仅留针 1 小时观察疗效。

起针后，患者不仅右上肢抬起轻快，而且手腕已可平头顶，左上肢抬高平眼眉。站立有进步，已能贴墙自己站立。说话咬字也清楚一些。她们母女非常高兴，我也很激动。因为他们看到了希望，我也更加坚定了将其治愈的信心。

当天，患者的母亲心情格外地愉快，中午特意炒了两个菜，和女儿好好吃了一顿，表示庆贺！女儿兴奋得睡不着觉，抬抬右胳膊，伸伸右腿，她说确实和以前不一样了。患者的母亲自言自语地说："奇怪，同样是扎针，差别这么大。过去在温哥华，有的中国医生最多给她扎过 30 多根针，不仅在胳膊上、腿上扎，也在头上扎，一直没有进步。焦教授仅在头上扎了 6 根针，治疗一次就有这么大的进步？不可思议！"又说："在温哥华，医生用的针都是特制的套管针，扎针时将针尖放在穴位上，用一个手指尖敲一下针柄，使针尖进入皮肤，然后取掉套管，再捻转进针。而焦教授用的就是普通针，用镖刺的方法，飞快地将针刺入头皮，而且进入的针很长。难道疗效与不同针刺方法有关吗？以后会怎么样？"我们都在期待着，希望还会有奇迹出现。

第二天上午进行第二次治疗。起针后，患者右上肢抬得更高了，不仅前臂能基本伸直，手指也能伸展 140°。第 5 次治疗后，患者面部表情有很大改变，不仅怪异状表情消失，而且还露出了笑容。上肢抬高更轻松，坐在椅子上双脚后跟已能着地。

5 月 19 日，第 9 次治疗后，患者面部表情已恢复正常。右上肢抬高，腕关节已超过头顶 10cm，手指基本伸直，右上肢可外展 130°。左上肢抬高平头顶，前臂外展正常。并能用右手刷牙、梳头等，说话明显好转。

5 月 22 日，第 11 次治疗后，患者只需一个人搀扶即可以站立，而且能迈步行走。说话不仅声音大，而且咬字清楚了，能说："Thank you！See you tomorrow！Welcome……"

5月23日，第12次治疗后休息静养。

2009年10月29日，开始第2个疗程治疗，仍然是每天1次。在治疗到第8次时，奇迹又出现了！患者早晨坐在床边，竟然自己一个人站起来了！！！她翘起大拇指说："Number one！"意思是最好的大夫！患者的母亲更加激动，她说："我做梦都没有想到，我的女儿这辈子还能站起来，头针真是太神奇啦！"于是马上给温哥华、香港的亲朋好友打电话告诉他们这个好消息。患者站立的瞬间，我正好在场而且录像机还开着，抢录了那组镜头，遗憾的是在那个激动人心的瞬间，没有留下照片，幸好还有录像资料可以佐证。

第10次治疗后，患者腿部肌肉的肌力增强了，能持续站立27秒钟，而且坐在椅子上能把右腿抬起搭到左腿上，也能把左腿抬起搭到右腿上，说话也好多了。

案 13　重型颅脑损伤
（记忆力丧失 12 年）

某男，74 岁，住美国加州。2008 年 12 月就诊。

记忆是人的重要经历和往事在大脑内的储存，如果一个人突然失去记忆，将是非常痛苦的。因为他不仅失去了经验和知识，而且也失去了亲情和爱情。

1996 年夏天，因汽车事故，造成该患者严重颅脑损伤，当即昏迷，急送医院抢救。7 天后患者清醒，但对过去的往事完全没有记忆，现在经历的事情也记不住。出门找不到回家的路，开车找不到目的地，打电话不知道打给谁，更不记住电话号码……终日不知所措，苦苦熬了 12 年，一直都没有好转的迹象。

2008 年 12 月初，患者在朋友的帮助下找到我。此时的他，仍不知道自己的住址、电话号码等，他东张西望，对自己的病漠不关心。

检查：确诊是脑挫伤引起的记忆力丧失和情感障碍。

现代医学认为脑的器质性损坏是不可逆的。头针问世后，对很多脑病都有较好的疗效，但对脑挫伤后引起的失忆症，还是第一次遇到，没治过也没有经验。疗效怎么样，更谈不上，只有治疗后才能知道。

遇到的第一个难题是头针治疗选什么区？因为头针虽然已经问世 38 年，但还是第一次遇到脑挫伤引起的失忆症，没有现成的经验可借鉴，只能根据病情选择刺激区。患者情感障碍明显，选双侧精神情感区，再配合双侧足运感区，可能对失忆症有效。

第二个难题就是针刺的方法。刺法与疗效关系密切，快速镖刺法是我通过30年苦练，能完全掌握的特殊刺法，不仅使患者疼痛感小，而且疗效相对较好，就毅然决然地采用了快速镖刺法，连续扎了4根针。进针时患者仅有微痛感，他说："Only little pain."意思是只有一点点痛。针刺完后，患者当即感到"脑子豁然开窍，眼前一亮，就像刚打开的电脑，快速运转，思绪万千……"他感到不可思议，惊奇地描述着……

第2次来诊时，他的太太激动地说："上次治疗后，我的先生完全变了一个人，他不仅开始关心周围的事情，而且反应也灵活了。"

第3次治疗后，他能回忆很多往事，不仅知道他哥哥、太太叫什么名字，而且还知道他家的电话号码。

第4次来诊时，他们惊喜地告诉我病情好转的情况。

第5次治疗后，患者不仅记忆力明显恢复，能回忆起过去的很多事情，而且复杂的思维也恢复了。他原来是牙科教授，当时在我的诊室，他对一位女士说："你头痛吗？"那位女士奇怪地问："你怎么知道我头痛？我真的头痛，说说你是怎么知道的。"他说："一个人长期头痛，会引起面部和颈部的肌肉紧张。我从你面部肌肉的紧张程度，就能判断出你头痛。"病情好转后他非常激动、兴奋，买了几本英文版的头针书，送给好朋友，还给大学朋友打电话，联络我去讲学的事宜。

患者先后治疗11次，暂时停止治疗观察远期疗效。

2009年4月，患者再次复查治疗，以巩固疗效。他说："现在我的脑子好啦，还要干我的老本行。"他的太太也喜上眉梢、情不自禁地说："焦教授，你使我先生恢复了昔日的风采！"并竖起两个大拇指说："You are number one，amazing absolutely！"这几句英文的意思是"你是最好的大夫，太棒啦！"

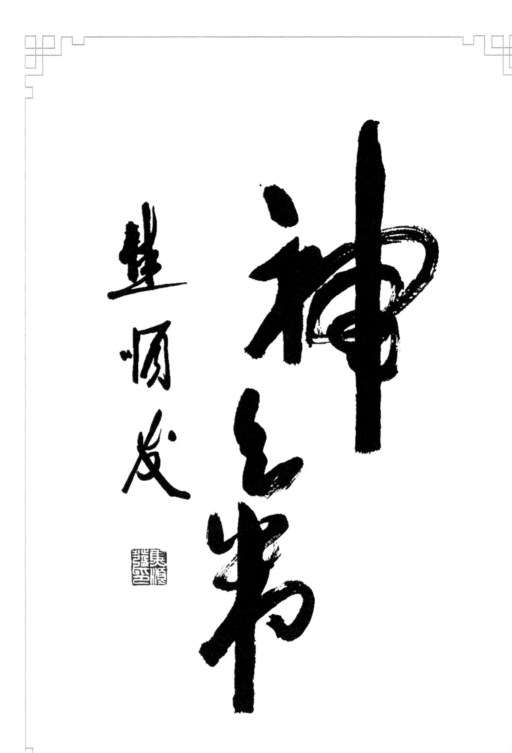

尾篇

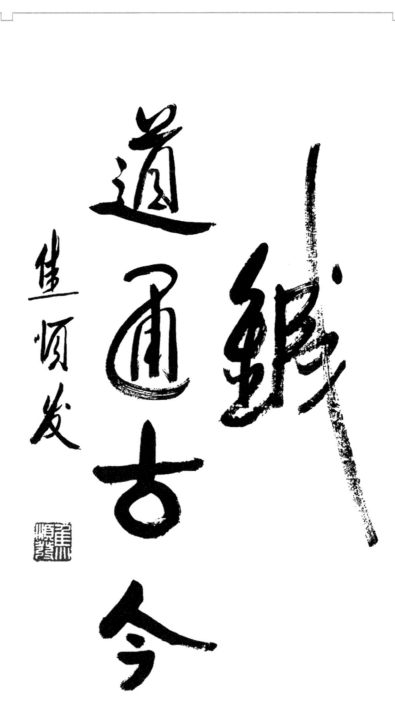

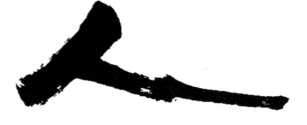

人間絕技

崔順發

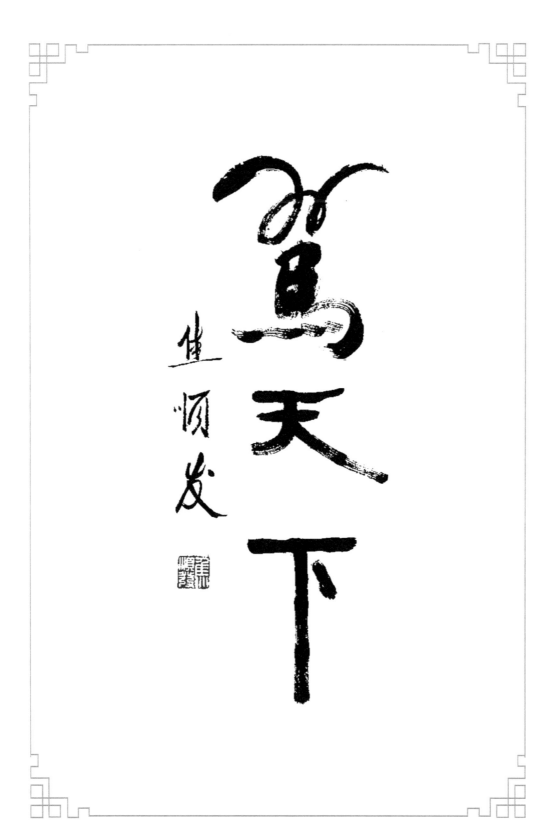

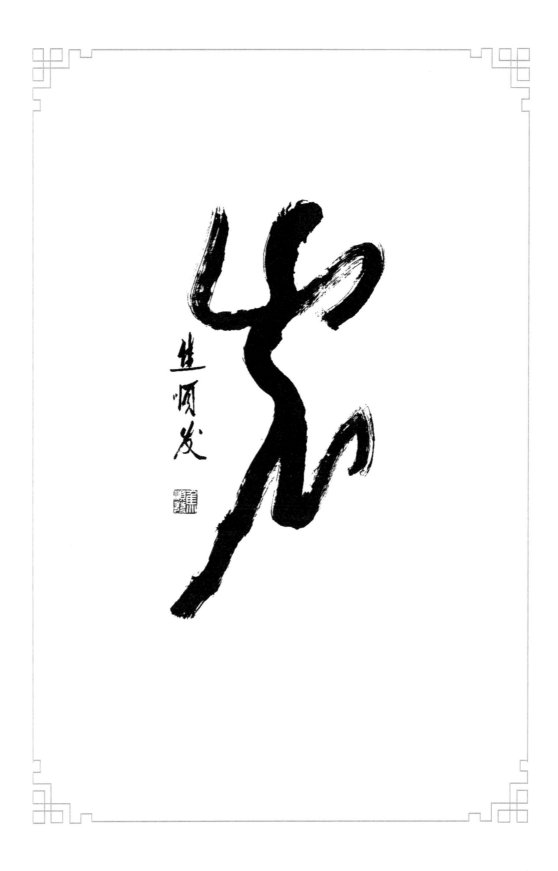

化平常为神奇

生顺发

中国针刺治病是理论科
学、方法绝妙、疗效神奇的伟
大医学。

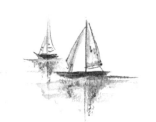